艾滋病预防教育丛书

总主编 / 莫关耀

吸毒人员
艾滋病防范知识手册

莫关耀　李　茜　主编

CPPSUP 中国人民公安大学出版社
全国百佳图书出版单位

图书在版编目（CIP）数据

吸毒人员艾滋病防范知识手册 / 莫关耀，李茜主编
. -- 北京 ：中国人民公安大学出版社，2025.6
（艾滋病预防教育丛书）
ISBN 978-7-5653-4517-3

Ⅰ. ①吸… Ⅱ. ①莫… ②李… Ⅲ. ①获得性免疫缺陷综合征－预防(卫生)－手册 Ⅳ. ①R512.91

中国版本图书馆CIP数据核字(2022)第131855号

艾滋病预防教育丛书

吸毒人员艾滋病防范知识手册

莫关耀　李　茜　主编

责任编辑：关　欣
责任印制：周振东

出版发行：中国人民公安大学出版社
地　　址：北京市西城区木樨地南里
邮政编码：100038
经　　销：新华书店
印　　刷：北京市科星印刷有限责任公司

版　　次：2025 年6月第 1 版
印　　次：2025 年6月第 1 次
印　　张：4.5
开　　本：787 毫米 × 1092 毫米　1/16
字　　数：78千字

书　　号：ISBN 978-7-5653-4517-3
定　　价：30.00 元

网　　址：www.cppsup.com.cn　www.porclub.com.cn
电子邮箱：zbs@cppsup.com　zbs@cppsu.edu.cn

营销中心电话：010－83903991
读者服务部电话（门市）：010－83903257
警官读者俱乐部电话（网购、邮购）：010－83901775

编委会

主　　编：莫关耀　李　茜

副 主 编：马　嘉　李　薇　杨卫国　冯　煜

参　　编：禹宁睿珩　杨月娇　赵志东　牟　洁

宗　俊　庄小媛

总序

艾滋病的全称为获得性免疫缺陷综合征（AIDS），是在感染了人类免疫缺陷病毒（Human Immunodeficiency Virus，HIV）之后引起的人体免疫能力不足而导致的不良健康状况疾病。

1981年，世界首例艾滋病患者在美国被发现后，该病在全球迅速蔓延。据联合国艾滋病规划署统计，全球累计感染艾滋病病毒（HIV）的人数约为8840万，因艾滋病（AIDS）导致的死亡人数，累计约为4230万。2023年，约有130万人新感染艾滋病病毒，全球约有63万人死于艾滋病相关疾病。

截至2024年年底，报告存活艾滋病病毒感染者/艾滋病患者超135万例，报告死亡49万例。2024年新增艾滋病病毒感染者/艾滋病患者10万例，既往艾滋病病毒感染者本年转化为艾滋病患者1.8万例。艾滋病病毒感染者男女之比为3.2：1，艾滋病患者男女之比为3.8：1。15岁以下艾滋病病毒感染者214例，艾滋病患者62例。异性性接触传播7.5万例（73.4%）；同性性接触传播2.5万例（25.2%）； 注射毒品传播160例（0.2%）；母婴传播93例（0.1%）；性接触加注射毒品传播44例（0.04%）；传播途径不详1078例（1.1%）。感染率和死亡率均处于全球较低水平。

习近平总书记指出："做好艾滋病防治工作，关系人民生命健康、关系社会和谐稳定，是党和政府义不容辞的责任。各级党委和政府要坚持以人为本、以民为本，以对人民高度负责的精神，切实把艾滋病防治工作抓紧抓好。”“要坚持预防为主、防治结合、依法防治、科学防治，落实‘四免一关怀’政策，加强人文关怀，动员社会力量积极参与，消除社会歧视，为感染者和病人提供及时有效的治疗和帮助，让他们感受到社会主义大家庭的温暖。”

2016年，中共中央、国务院印发《“健康中国2030”规划纲要》，提出艾滋病等重大疾病要贯彻预防为主、防治结合、联防联控的防控策略。2019年，健康中国行动推进委员会制定《健康中国行动（2019—2030年）》，进一步明确了将艾滋病疫情控制在低流行水平的目标。2019年9月，国家卫生健康委等10部门联合印发了《遏制艾滋病传播实施方案（2019—2022年）》。该方案要求重点抓好预防艾滋病宣传教育工程，突出强调增强个人健康责任意识，提升防治宣传技术水平，强化对公共场所、流动人口、老年人、易感染艾滋病危险行为人群的宣传教育，特别是提出学生预防艾滋病教育工程，要求学校开展多种形式的预防艾滋病宣传教育和综合干预活动。2024年，国务院办公厅印发《中国遏制与防治艾滋病规划（2024—2030年）》，进一步推进艾滋病防治工作，维护人民群众身体健康。

目前，我国艾滋病流行形势依然严峻，防治工作中新老问题和难点问题并存，防治任务更加艰巨。社会面尚有一定数量的感染者和病人未被检测发现，性接触传播成为最主要传播途径，男性同性性行为人群感染率持续升高，青年学生感染人数增加较快，卖淫嫖娼等违法犯罪活动、合成毒品滥用及不安全性行为在一定范围内存在，诸多因素加大了艾滋病传播风险，人口频繁流动则增加了预防干预难度。

根据中国疾病预防控制中心性病艾滋病预防控制中心发布的《艾滋病防治宣传教育核心知识》，我们紧紧围绕易感染的青少年群体、吸毒人员群体和容易发生职业暴露的人民警察群体编写了本系列丛书，以期能够对艾滋病预防有所裨益。

本系列丛书参考了若干专家学者的研究成果，在此表示深深的敬意！

莫关耀

2025年3月

目录

第一部分　毒品与艾滋病 /11

一、毒品及其危害 /12
二、吸毒与成瘾 /14
三、吸毒成瘾机理 /16
四、吸毒的缘由 /17
五、预防复吸策略 /19
六、吸毒、贩毒的处罚措施 /21
七、戒毒措施 /23
八、毒品与艾滋病的联系 /25

第二部分　性病与艾滋病 /27

一、性病常识 /28
二、预防性病 /32
三、性病和艾滋病的关系 /34

第三部分　了解并远离艾滋病 /37

一、艾滋病相关知识 /38
二、艾滋病的传播途径 /39
三、预防艾滋病 /43
四、艾滋病咨询、检测 /47

第四部分　减少危害措施 /55

一、减少因吸毒导致感染艾滋病病毒并产生危害的措施 /56
二、美沙酮维持治疗 /56
三、清洁针具交换 /58
四、安全套计划 /60
五、同伴教育 /61
六、远离“毒友圈” /63
七、掌握生活技能 /64
八、说“不”是一种能力 /65

第五部分　权利与义务 /67

一、艾滋病病毒感染者、艾滋病病人及其家属的权利 /68
二、艾滋病病毒感染者、艾滋病病人的义务 /70

第一部分

毒品与艾滋病

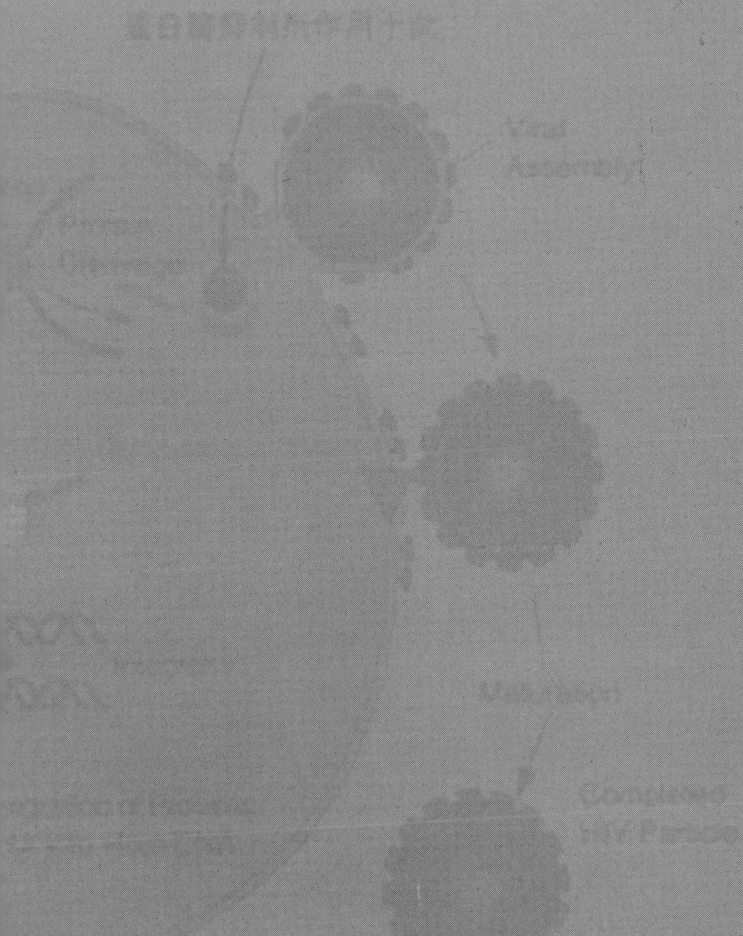

一、毒品及其危害

1. 什么是毒品？

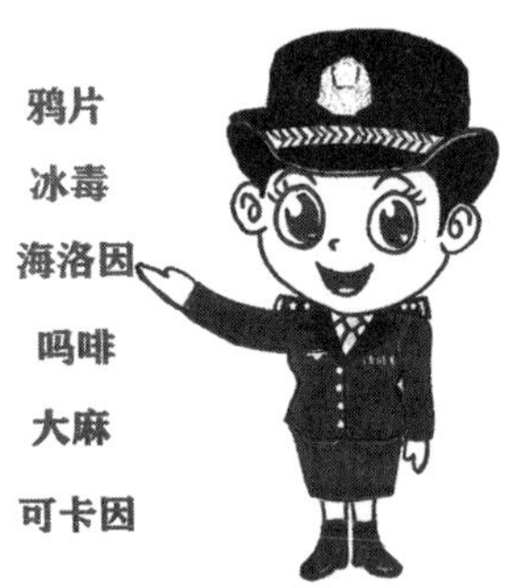

2008 年 6 月 1 日施行的《中华人民共和国禁毒法》第 2 条规定：“本法所称毒品，是指鸦片、海洛因、甲基苯丙胺（冰毒）、吗啡、大麻、可卡因，以及国家规定管制的其他能够使人形成瘾癖的麻醉药品和精神药品。”毒品的定义作为一个法律概念，是指具有成瘾性、毒害性，并在法律上禁止使用的管制物质。

（1）按照法律管制分为麻醉药品和精神药品。

① 麻醉药品，如大麻、芬太尼；

② 精神药品，如氯胺酮、依托咪酯。

（2）按照来源分为天然毒品与合成毒品。

① 天然毒品，如鸦片、大麻；

② 合成毒品，如冰毒、麻古。

（3）按照对大脑中枢神经作用分为抑制剂、兴奋剂和致幻剂。

① 抑制剂，如合成大麻素、海洛因；

② 兴奋剂，如苯丙胺、可卡因；

③ 致幻剂，如麦司卡林、赛洛西宾、LSD。

（4）按照流行时间分为第一代毒品、第二代毒品和第三代毒品。

① 第一代毒品，如鸦片、大麻、古柯；

② 第二代毒品，如冰毒、摇头丸、氯胺酮；

③ 第三代毒品，如甲卡西酮、苯乙胺。

2. 毒品有哪些危害？

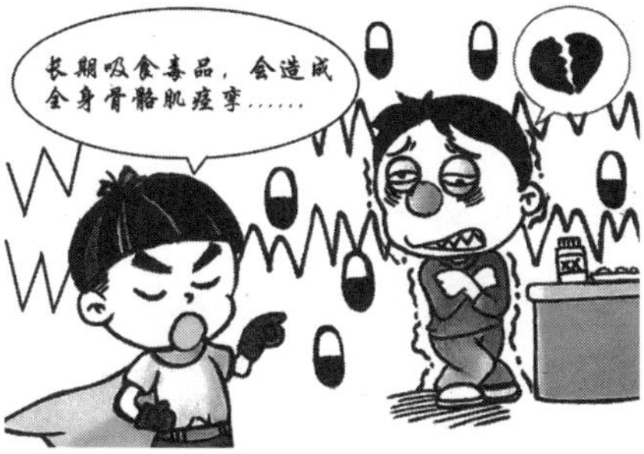

吸毒会导致人体健康受损。例如，呼吸系统、消化系统、心血管系统、神经系统、免疫系统受损，导致易患结核、肺炎、肝炎、艾滋病等疾病；劳动能力受损、下降，致使工伤事故率上升；生命周期缩短，成瘾后 7 年开始面临死亡的威胁，平均寿命 40 岁；性格改变，变得孤僻、冷漠；个人名誉、荣誉、声誉、信用受损；人格改变，价值观扭曲、人生观畸形、道德沦丧。

吸毒会造成家庭关系和结构的改变。例如，家庭成员间的疏远、家庭经济的崩溃、亲情的冷漠、家庭功能的退化、家庭结构的解体，最终家破人亡。同时，随着吸毒时间增长，心理、精神和生理方面都会伴随更多和更大的问题，对毒品的依赖和需求，也会引发违法犯罪等诸多问题。

毒品的社会危害巨大。毒品问题危及国家政治安全、经济发展、社会稳定，致使人民生命财产遭受损失，严重威胁青少年健康成长、民族繁衍壮大。

3. 毒品与药品的区别是什么？

药品是出于医疗的需要而生产或使用的，具有医疗价值；而毒品本身不具有药用价值，不是出于医疗目的而生产或使用，如海洛因、冰毒及摇头丸等，它们在临床上不具有任何药用价值，仅有毒品这个单一的属性。受管制的麻醉药品和精神药品有一部分具有双重性质，既可合法药用，也会非法滥用。合法用于医疗目的，为病人解除病痛的就是药品。非法生产、制造、运输、销售、滥用的药品就是毒品。

二、吸毒与成瘾

1. 吸毒行为是如何界定的?

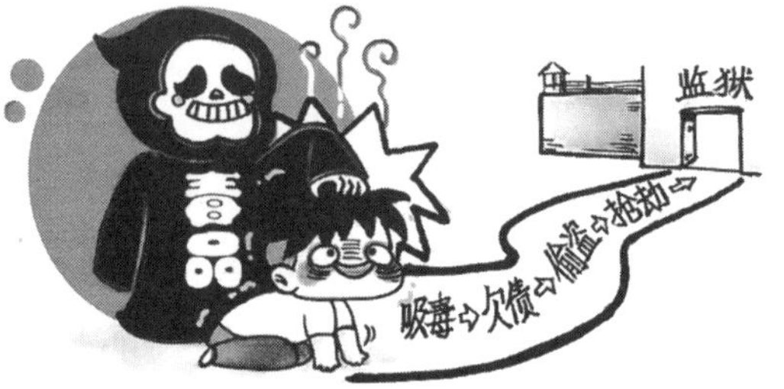

吸毒，是指非法吸食、注射国家管制的麻醉药品和精神药品的违法行为，即凡不是以医疗为目的滥用麻醉药品与精神药品的行为，都属于吸毒。吸毒的方式有口服、烫吸、鼻吸、皮肤吸收、肌肉注射和静脉注射等。麻醉药品和精神药品是指列入原卫生部、公安部、国家卫生健康委员会发布的《麻醉药品品种目录》《精神药品品种目录》和《非药用类麻醉药品和精神药品管制品种增补目录》的药品和其他物质。麻醉药品，是指连续使用后易产生生理依赖性、能成瘾癖的药品。包括天然、半合成、合成的阿片类、可卡因、大麻类、药用原植物及其制剂等。精神药品：是指直接作用于中枢神经系统，使之兴奋或抑制，连续使用能产生依赖性的药品。包括兴奋剂、致幻剂、镇静催眠剂等。

2. 成瘾的认定标准是什么?

公安部发布的《吸毒成瘾认定办法》第 2 条规定：“本办法所称吸毒成瘾，是指吸毒人员因反复使用毒品而导致的慢性复发性脑病，表现为不顾不良后果、强迫性寻求及使用毒品的行为，常伴有不同程度的个人健康及社会功能损害。”第 7 条规定：“吸毒人员同时具备以下情形的，公安机关认定其吸毒成瘾：(一)经血液、尿液和唾液等人体生物样本检测证明其体内含有毒品成分；(二)有证据证明其有使用毒品行为；(三)有戒断症状或者有证据证明吸毒史，包括曾

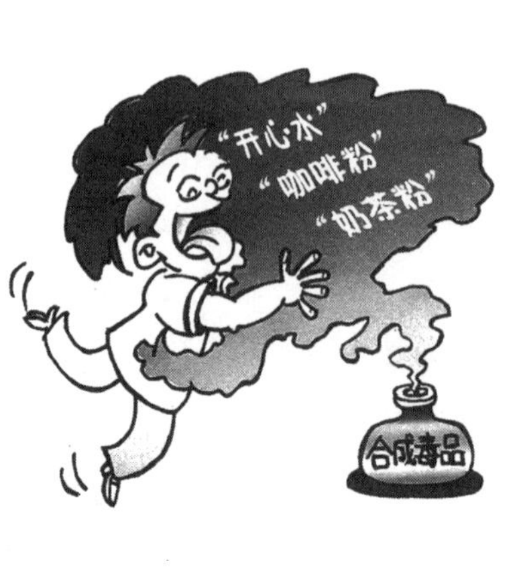

经因使用毒品被公安机关查处、曾经进行自愿戒毒、人体毛发样品检测出毒品成分等情形。戒断症状的具体情形，参照卫生部制定的《阿片类药物依赖诊断治疗指导原则》和《苯丙胺类药物依赖诊断治疗指导原则》、《氯胺酮依赖诊断治疗指导原则》确定。”

3. 成瘾严重的认定标准是什么？

依据公安部发布的《吸毒成瘾认定办法》第 8 条规定，吸毒成瘾人员具有下列情形之一的，公安机关认定其吸毒成瘾严重：

（1）曾经被责令社区戒毒、强制隔离戒毒（含《禁毒法》实施以前被强制戒毒或者劳教戒毒）、社区康复或者参加过戒毒药物维持治疗，再次吸食、注射毒品的；

（2）有证据证明其采取注射方式使用毒品或者至少三次使用累计涉及两类以上毒品的；

（3）有证据证明其使用毒品后伴有聚众淫乱、自伤自残或者暴力侵犯他人人身、财产安全或者妨害公共安全等行为的。

4. 为什么说吸毒成瘾是一种慢性复发性脑疾病？

近四十年的科学研究和临床观察表明，吸毒成瘾是一种持续性的、慢性的和复发性的脑部疾病，它的形成除了与毒品的特征有关外，还与个体的心理、生理、遗传因素及社会因素密切相关。吸毒成瘾（对药物依赖）有明确的病因和发病机制，成瘾后病人有明显的大脑功能、形态结构等一系列神经生物学的病理性改变，有典型的临床症状和体征，复发率高。吸毒成瘾不像过去人们认为的是简单的道德问题、意志力薄弱问题和心理行为问题，而是一种具有生物学和病理学基础的脑疾病。1987 年联合国通过的《控制麻醉品滥用今后活动的综合性多学科纲要》从政策层面确立了这一观点。目前，医学领域已经普遍认为吸毒成瘾是一系列认知、行为和躯体症状，并从医学角度将成瘾者看成需要治疗的病人，不是用道德和法律的角度将成瘾者看成是需要惩处的坏人，生理－心理－社会模式是认识和治疗吸毒成瘾的基本模式。

三、吸毒成瘾机理

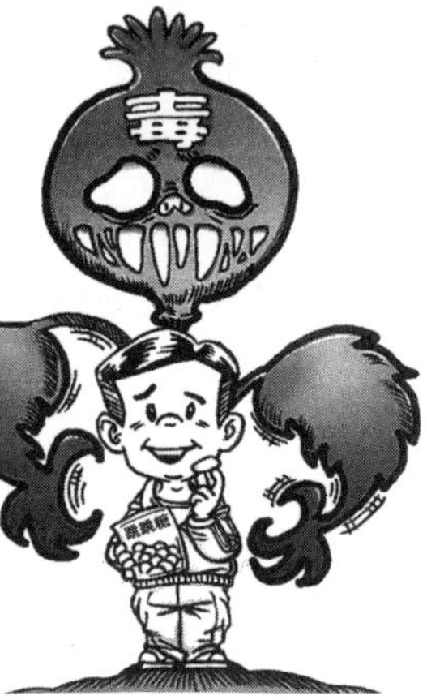

1. 什么是吸毒的生理成瘾机理?

人的所有活动都受大脑中枢神经系统的控制。在人类漫长的进化中，大脑和神经系统进化出一套“追求快乐”的“奖赏机制”。这种“奖赏机制”与欲望的满足有关，人渴的时候喝水、饿的时候吃饭、谈恋爱的时候亲吻，都会产生满足和欣快感。与平常这些快乐的满足和刺激相比，毒品的作用往往变得更强烈。毒品会把这种欲望满足之后的“快乐”感觉放大，促使多巴胺神经元超量释放多巴胺，刺激奖赏系统，让大脑向吸食毒品的人发出“极度快乐”的心理和生理体验。吸过毒的人，大脑会保存对欣快感的永久记忆，不自主地迷恋上这种快感，从而产生对毒品的依赖和渴求。

2. 什么是吸毒导致的心理依赖?

吸毒成瘾被认定是一种慢性复发性脑部疾病。想通过药物治疗，把患者关于成瘾的记忆抹除，从而去除心理依赖，是较为困难的。因为，从心理学角度来看，这种心理依赖是潜意识层面存在的病理性条件反射。首先，吸毒者感到无聊、心烦、焦虑、压力或不开心的时候，立刻就会想到滥用成瘾性物质或者成瘾行为。然后，一想到滥用成瘾性物质或成瘾行为时，就感到兴奋、愉悦。抱着追求快感的动物本能，吸毒者接下来又会产生滥用成瘾性物质或者再次实施成瘾行为的冲动。冲动产生后，理性思考可能出现诸如有没有钱买? 去哪里买? 怎么避开警察? 没钱了要不要去借、去骗、去偷、去抢? 同时也可能想到吸毒的危害，产生对不住家人、前途尽毁等顾虑。这时候，冲动和理性又会在吸毒者的大脑里面发生冲突。如果冲动占了上风，哪怕去偷、去抢，最终都会购买毒品，再次滥用，这就是“心瘾”的实施行动。如果理性能战胜冲动，吸毒者便可成功忍住，直到下一次冲动产生时再去克服。在这个过程中，若有一次没忍住，便容易产生心理上的“溃堤效应”，吸毒者便很难有勇气继续坚持戒除。这也就是所谓“一朝吸毒，十年戒毒，终生想毒”说法的来由。

3. 什么是吸毒的社会学原因?

个体突然被剥夺了曾经拥有的某些有价值的事物，如失去朋友、亲人，父母分居或离异等；个体有过不愉快的经历对现在生活状况产生的负面影响，如儿童时期被虐待、被忽视、被体罚等，都是易导致吸毒原因。

如果个体经常与持有正统观念（指符合社会主流文化所认可的道德标准、习俗惯例和遵守国家法律）的人们交往就容易保持正统观念，从而循规蹈矩；但如果个体经常与一些有不良行为的人接触就很有可能出现从众心理，也成为一个有不良行为的人，很多个体吸毒行为的发生与此有关。

例如，父母不及时纠正子女的某些偏差行为，如不良生活习惯、不良学习态度等，都在很大程度上诱发子女之后的毒品滥用行为。朋辈群体的影响也是一种明显的社会控制媒介，还有法律、习俗、教育、文化等诸多社会控制机制，若某一方面失效，则可能诱发个体的毒品滥用行为。

在代表强势力量的父母、师长的长期负面评价标签之下，一些青少年很容易对自己失去信心，无力反驳可能导致青少年自暴自弃、默认污名化的标签身份，继而以抽烟、酗酒、无保护性行为或毒品滥用等更为严重的偏差行为来表示反抗。

四、吸毒的缘由

1. 吸毒的个人原因有哪些?

吸毒是一种习得性行为，最易发生在情感、观点、心理和行为相似的同龄人群体中。青少年群体中存在吸毒行为往往跟同伴影响、不良交往方式以及生活方式有关。

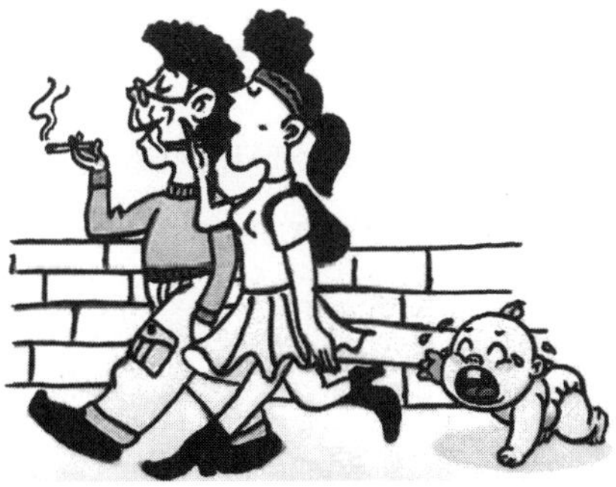

★不健康的生活方式，如有些青少年常常逃学、斗殴、赌博，经常出入网吧、迪厅等场所。对未知事物的好奇，贪慕虚荣、叛逆等。

★缺乏生活技能，如缺乏抵御同伴压力的技能、缺乏人际交往能力、缺乏解决问题的能力、缺乏应对挫折的能力、缺乏求职的技能等。

★具有精神卫生问题，具有反社会型人格障碍，如对现实处境不满、缺乏自尊、缺乏责任感、反叛、不遵从传统价值观、不承认权威、有强烈的独立需求、缺乏自控能力、自我评价低等，以及情绪问题，如孤独、无助、愤怒、恐惧等。

★缺乏自信与决策能力，自卑感强烈而隐蔽、内心孤独、害羞、情绪化，如以即刻满足、及时行乐来缓解内心压力、回避问题、逃避现实，致使毒品成了“心理治疗剂”。

★同伴压力，如人际关系不佳、追求高强度的感官刺激、只有在亚文化群体中才能找到认同感和归属感、同龄人和伙伴具有鼓励使用毒品的价值体系等。

★对毒品缺乏了解或有错误认识，对易成瘾性物质持宽容态度。

★易冲动，做事不考虑后果。

★无知和轻信，如误认为吸毒能治病，将毒品当作药品使用，误认为吸毒能使人轻松或促进睡眠等。

2. 吸毒的家庭原因有哪些?

★家庭关系不良，家庭矛盾频发，夫妻关系、亲子关系不好，经常吵架、家庭暴力。

★家庭教育方法不当，放任不管、溺爱或棍棒教育，缺乏有效管理和监督。

★家庭缺乏关爱和温暖，家庭凝聚力不强。

★吸毒者常有不幸的童年和家庭。

★离异单亲家庭、重组家庭，对子女的负面影响。

★留守儿童增多，隔代教育导致青少年缺乏自主性和独立性等。

★父母包办，造成青少年自我管理能力差。

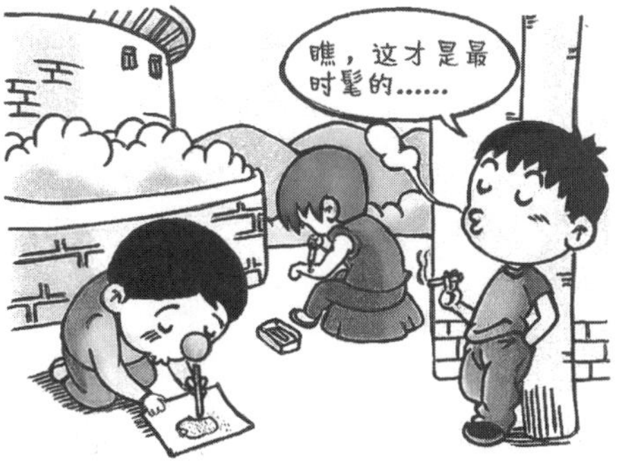

★家庭压力大（经济、就业）等。

★有毒品滥用的家族史。

3. 吸毒的社会因素有哪些？

★社会不良风尚的传播，如唯利是图、金钱至上等。

★贫穷、生活质量和生活环境差。

★缺乏正确的医疗知识。

★社区环境不良、缺乏凝聚力。

★毒品的易获得程度。

★缺乏受教育的机会。

★非主流媒体的影响，导致公众对毒品的警觉性降低，甚至形成错误的认知。

★社会不稳定因素导致缺乏安全感。

★教育制度和法律、法规不完善。

★亚文化冲击等。

五、预防复吸策略

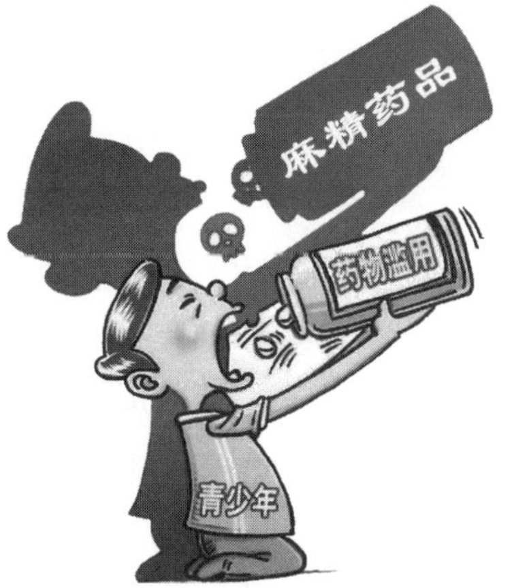

1. 什么是复吸？

复吸是指吸毒成瘾人员在戒毒治疗成功后，又开始滥用毒品的行为。《中华人民共和国禁毒法》第 31 条第 1 款和第 2 款规定：“国家采取各种措施帮助吸毒人员戒除毒瘾，教育和挽救吸毒人员。吸毒成瘾人员应当进行戒毒治疗。”目前，我国戒毒治疗的措施有自愿戒毒、社区戒毒、强制隔离戒毒和社区康复。对于成瘾严重一时难以戒断的，根据巩固戒毒成果的需要和本行政区域艾滋病流行情况，可以组织开展戒毒药物维持治疗工作。

2. 预防复吸措施有哪些？

（1）控制心瘾。

解决复吸问题核心在于控制心瘾，吸毒者一旦发现心瘾难以控制，应该马上寻求专业医生的帮助，进行治疗，以免再复吸。

（2）增强意志。

吸毒者脱瘾后，家属、社工、医生、民警等要不断帮助其增强与毒品抗争的意志。通过剖析吸毒者吸毒后给家庭、身体、事业、经济等方面造成的种种危害，以及其戒毒后对新生活的设想等，增强其彻底远离毒品的决心。

（3）包容与支持。

良好的社会支持系统和融洽的家庭关系能够帮助吸毒者摆脱毒品的控制。家人在情感上的关心和体贴，包容与照顾，使他们深感家庭的温暖，从而增强彻底脱离毒品的决心。

（4）改变环境，远离“毒友”。

戒毒者一旦回到原来的环境中，昔日的“毒友”又会在身边徘徊，面对无处不在的诱惑或威胁。所以，必须和以前的吸毒朋友彻底划清界限，换换环境是理智的选择。

（5）培养业余爱好。

为满足心瘾找理由，是个人戒毒意志从弱化到崩溃的关键一步。培养有益的业余爱好，保持健康的生活情趣，是防止毒瘾复发的有效途径。

（6）树立正确的人生观。

吸毒者只有确定正确的人生目标，才能找到生活的乐趣和个体的存在价值，从而远离或拒绝毒品。

六、吸毒、贩毒的处罚措施

1. 吸毒会受到什么处罚?

《中华人民共和国治安管理处罚法》第 72 条规定，吸食、注射毒品的处十日以上十五日以下拘留，可以并处二千元以下罚款；情节较轻的，处五日以下拘留或者五百元以下罚款。

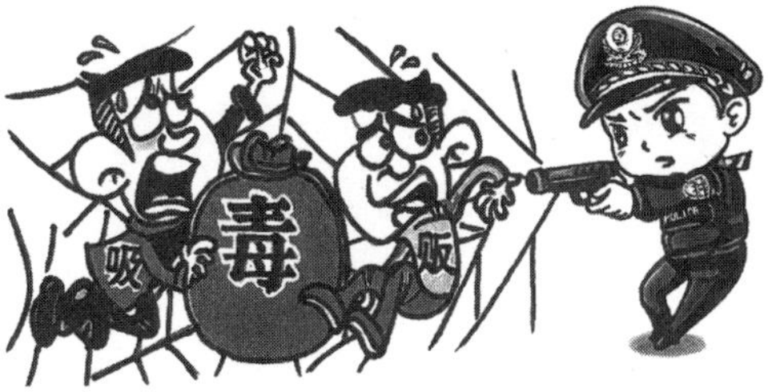

【案例】

20×× 年 8 月初，北京市公安局禁毒总队通过群众举报获悉，一孙姓男子有涉毒嫌疑。经工作，禁毒总队会同东城分局于 8 月 14 日，在东城区将孙某（男，36 岁）、房某（男，32 岁，尿检呈大麻类阳性）、柯某（男，23 岁，尿检呈大麻类阳性）等多名涉毒人员查获。其中，柯某因违反《中华人民共和国治安管理处罚法》第 72 条的规定，被行政拘留 14 天；房某因容留他人吸毒罪一审被判有期徒刑 6 个月，并处罚金人民币 2000 元。

2. 贩毒会受到什么处罚?

《中华人民共和国刑法》第 347 条规定，走私、贩卖、运输、制造毒品，无论数量多少，都应当追究刑事责任，予以刑事处罚。多次走私、贩卖、运输、制造毒品，未经处理的，毒品数量累计计算。

走私、贩卖、运输、制造鸦片一千克以上、海洛因或者甲基苯丙胺五十克以上或者其他毒品数量大的，处十五年有期徒刑、无期徒刑或者死刑，并处没收财产。

走私、贩卖、运输、制造鸦片二百克以上不满一千克、海洛因或者甲基苯丙胺十克以上不满五十克或者其他毒品数量较大的，处七年以上有期徒刑，并处罚金。

走私、贩卖、运输、制造鸦片不满二百克、海洛因或者甲基苯丙胺不满十克或者其他少量毒品的，处三年以下有期徒刑、拘役或者管制，并处罚金；情节严重的，处三年以上七年以下有期徒刑，并处罚金。

利用、教唆未成年人走私、贩卖、运输、制造毒品，或者向未成年人出售毒品的，从重处罚。

【案例】

2004年5月10日，昆明市中级人民法院对缅甸毒枭谭某林走私、贩卖、运输毒品案进行一审宣判，以被告人谭某林犯走私、贩卖、运输毒品罪和非法买卖制毒物品罪判处其死刑，剥夺政治权利终身，并处没收个人全部财产。经查，2001年年初，谭某林与其他境外毒贩密谋从境外经境内运输一批毒品到广州进行贩卖。4月2日，当车途经四川省雅安市时，被公安机关查获，当场从该车暗箱内缴获毒品海洛因60千克。同时查明，1995年8月至2001年1月间，谭某林自己或与境外毒贩合谋、策划，先后8次走私毒品入境，交由他人，采取将毒品藏匿于汽车水箱、车厢挡板、油罐或改装车辆设置夹层藏匿毒品等方式，运输至广东省贩卖。除有两次侥幸成功运至广东省贩卖（约毒品海洛因400千克）外，均被公安机关查获，共计走私、运输、贩卖毒品海洛因2057.361千克。此外，法院还查明，谭某林在运输、贩卖毒品海洛因的同时，于1999年3月至2000年3月间还多次买卖麻黄素达3吨。

3. 引诱、教唆、欺骗、强迫他人吸毒违法吗?

《中华人民共和国治安管理处罚法》第73条规定：“教唆、引诱、欺骗他人吸食、注射毒品的，处十日以上十五日以下拘留，并处五百元以上二千元以下罚款。”《中华人民共和国刑法》第353条规定：“引诱、教唆、欺骗他人吸食、注射毒品的，处三年以下有期徒刑、拘役或者管制，并处罚金；情节严重的，处三年以上七年以下有期徒刑，并处罚金。强迫他人吸食、注射毒品的，处三年以上十年以下有期徒刑，并处罚金。引诱、教唆、欺骗或者强迫未成年人吸食、注射毒品的，从重处罚。”

【案例】

2020年10月，被告人古某明知未成年人严某某、李某某没有吸毒史，在二人面前制作吸毒工具，询问二人是否愿意尝试吸毒，并示范吸毒方法，讲述吸毒后的体验，引诱、教唆二人吸食毒品，先后和严某某、李某某一起吸食了其提供的甲基苯丙胺（冰毒）。同年11月，古某多次在宜宾市南溪区一出租房引诱吸毒人员严某某、李某某吸食甲基苯丙胺。法院认为，被告人古某通过向他人宣扬吸食毒品后的感受等方法，引诱、教唆他人吸食毒品，其行为已构成引诱、教唆、欺骗他人吸毒罪。古某多次提供场所容留吸毒人员及未成年人严某某、李某某吸食毒品，其行为已构成容留他人吸毒罪。古某引诱、教唆未成年人吸毒，应依法从重处罚。法院以引诱、教唆、欺骗他人吸毒罪依法判处古某有期徒刑二年六个月，并处罚金人民币三千元；以容留他人吸毒罪判处古某有期徒刑一年一个月，并处罚金人民币三千元，决定执行有期徒刑三年四个月，并处罚金人民币六千元。

七、戒毒措施

1. 什么是自愿戒毒？

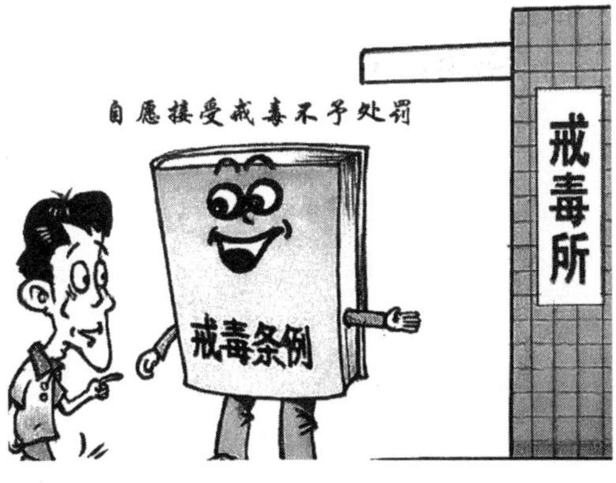

自愿戒毒，是指吸毒成瘾者主动前往戒毒医疗机构或医疗机构的戒毒门诊戒除毒瘾的行为。成瘾者也可以经过县级公安机关批准进入强制隔离戒

毒所或社区康复场所戒除毒瘾。海洛因成瘾者还可以前往疾控部门开办的美沙酮药物维持治疗门诊入组治疗。对自愿戒毒人员，公安机关对其原吸毒行为不予处罚。

2. 什么是社区戒毒?

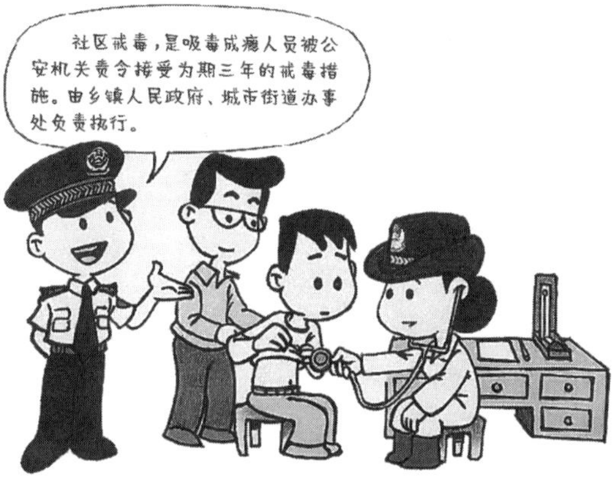

社区戒毒，是指吸毒成瘾人员被公安机关责令接受为期三年的一项戒毒措施。执行主体是乡镇人民政府、城市街道办事处。执行地在户籍所在地或者现居住地。戒毒人员要与执行机关签订戒毒协议，明确责任义务，定期接受检测、汇报思想、参与社区活动等。具体由社区专职工作人员、禁毒社工、社区民警、医务工作者、家属和志愿者共同组建监护小组，开展戒毒康复、帮扶救助、心理辅导、社会回归等工作。

【案例】

20×× 年 12 月，陈某因吸毒成瘾被北京市公安局石景山分局责令接受社区戒毒三年。他需要在 15 日内到街道办事处报到，签订社区戒毒协议，按时接受检测，离开常住地 3 日以上需要向社区戒毒办公室申请，获得批准方能离开。

3. 什么是强制隔离戒毒?

强制隔离戒毒，是指吸毒成瘾严重的人员由县级以上人民政府公安机关决定，在强制隔离戒毒所执行为期两年的隔离戒毒措施。对于公安机关作出

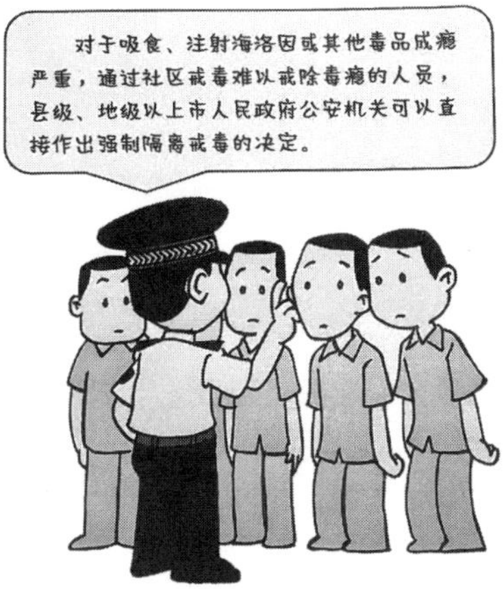
对于吸食、注射海洛因或其他毒品成瘾严重，通过社区戒毒难以戒除毒瘾的人员，县级、地级以上市人民政府公安机关可以直接作出强制隔离戒毒的决定。

的强制隔离戒毒决定不服的，可以依法申请行政复议或向人民法院提起行政诉讼。强制隔离戒毒期间经诊断评估，可以提前或延长一年期限。

4. 什么是社区康复?

社区康复，是指执行强制隔离戒毒期满，对于那些吸毒成瘾严重、一时难以彻底戒断，或出所后复吸风险极高、危险性较大的人员，强制隔离戒毒的决定机关可以责令其接受不超过三年的社区康复。其目的是为了进一步巩固强制隔离戒毒效果，降低复吸风险，保持操守。社区康复参照社区戒毒的规定实施。

八、毒品与艾滋病的联系

为什么说毒品和艾滋病是一对孪生兄弟?

1989 年在云南边境地区首次发现 146 例因吸毒共用注射器感染艾滋病的病例。20 世纪 90 年代河南部分地区的非法卖血活动导致艾滋病的大面积流行。2006 年以前，血液传播是我国

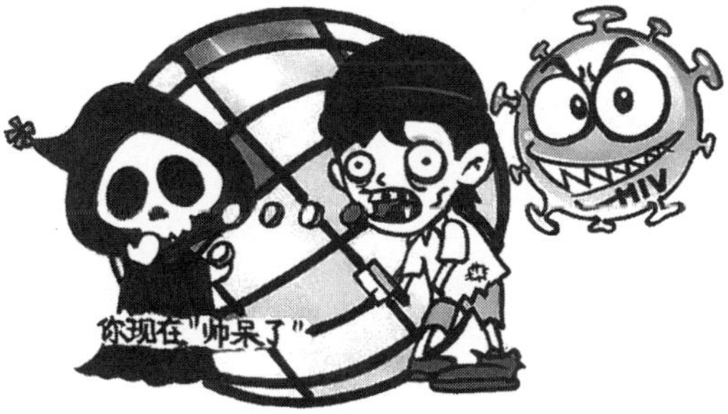
你现在"帅呆了"
HIV

艾滋病感染的主要途径，主要是因为吸毒者共用注射器而导致感染。2007 年，性接触传播首次超过血液传播。目前，我国性接触途径传播艾滋病高达 90%，吸毒人群当中的艾滋病新发感染的比例下降到了 3%。但是，当前滥用毒品的主要种类是以苯丙胺为代表的合成类毒品，具有刺激性欲、短期性亢奋作用，在多人聚会时使用后会引发聚众淫乱等高危无保护性性行为，

这样多性伴且没有保护的性行为可极大地增加感染、传播艾滋病和性病的风险。

【国际禁毒日】

1987 年 6 月 12 日至 26 日，联合国在维也纳召开由 138 个国家的 3000 多名代表参加的麻醉品滥用和非法贩运问题部长级会议，会议提出了“爱生命，不吸毒”的口号，与会代表一致同意将 6 月 26 日定为“国际禁毒日”，以引起世界各国对毒品问题的重视，同时号召全球人民共同来解决毒品问题。

【世界艾滋病日】

为增进人们对艾滋病的认识，世界卫生组织于 1988 年起，将每年的 12 月 1 日定为世界艾滋病日，号召世界各国和国际组织在这一天举办相关活动，宣传和普及预防艾滋病的知识。世界艾滋病日的标志是红丝带，象征着大众对艾滋病病毒感染者和艾滋病病人的关心与支持。

世界艾滋病日的宣传可以唤起人们对艾滋病病毒感染者和艾滋病病人的同情和理解，号召全球人民共同行动，支持艾滋病防治及反歧视方面的工作。我国有不同层级的组织，为艾滋病病毒感染者和艾滋病病人提供服务，共同促进了艾滋病防治工作的推进和艾滋病反歧视事业的发展。

第二部分

性病与艾滋病

一、性病常识

1. 什么是性病?

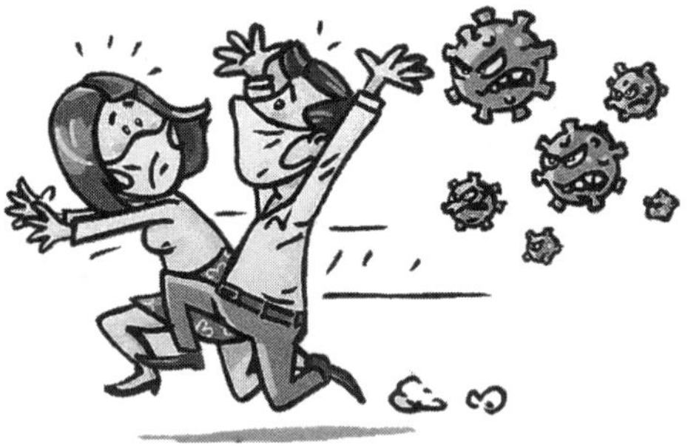

性病，是以性接触为主要传播途径的疾病。《性病防治管理办法》第 2 条规定，性病包括以下几类：

（1）《传染病防治法》规定的乙类传染病中的梅毒和淋病；

（2）生殖道沙眼衣原体感染、尖锐湿疣、生殖器疱疹；

（3）原卫生部根据疾病危害程度、流行情况等因素，确定需要管理的其他性病。艾滋病防治管理工作依照《艾滋病防治条例》的有关规定执行。

性病潜伏期有长有短，症状也不一定明显。大部分性病在生殖器官发病，但是在身体其他部位也有出现，如感染梅毒后可能出现梅毒性心脏病。一般日常接触，如与患有性病的患者握手、拥抱，一起用餐等，不会被感染。

2. 性病的传播方式有哪些?

性病的传播途径有性接触传播、血液传播、母婴传播，以及间接接触传播，具体如下：

（1）性接触传播。

包括阴道性交、肛门性交和口部性交。

（2）血液传播。

非法卖血、输血，滥用血液制品，创伤性血液交换等。

（3）母婴传播。

母体通过胎盘血液循环或在分娩的过程中，将性病传染给胎儿。

（4）间接接触传播。

个体接触到被污染的衣服、便器、毛巾等生活用品时被感染。

3. 什么是淋病?

淋病，是由淋球菌引起的以泌尿生殖系统化脓性感染为主要表现的性传播疾病。淋球菌离开人体不易生存，一般消毒剂均能将其杀灭。淋病多发生于性活跃的青壮年人群。有婚外性行为或嫖娼史、配偶有感染史、与淋病患者共用物品史、新生儿母亲有淋病史等，都可能感染淋病。淋病的主要症状有尿频尿急、尿痛、尿道口流脓或阴道口有脓性或血性分泌物等，也可表现为淋菌性结膜炎、淋菌性直肠炎、淋菌性咽炎，以及播散性淋球菌病等。

4. 什么是梅毒?

梅毒，是由梅毒螺旋体引起的慢性传染病。主要通过性接触途径传播，极少数患者通过亲吻、输血、接触污染的日常用品而传染，也可由母亲传染给胎儿。患病后病程漫长，早期侵犯生殖器和皮肤， 晚期侵犯全身各器官，并出现多种多样的症状，病变几乎能累及全身各个脏器。

5. 什么是尖锐湿疣?

尖锐湿疣，又名肛门生殖器疣、生殖器疣和性病疣等，主要由人乳头瘤病毒（HPV）感染引起，是一种常见的性传播疾病。HPV 是一种双链 DNA 病毒，只生存在人身上，并主要感染皮肤或黏膜上皮组织。尖锐湿疣主要通过性行为传染，少数情况下可通过间接接触传染或母婴传播，症状主要表现为皮肤黏膜赘生，常发生在肛门和外生殖器等部位。如果人体免疫系统出现问题，如艾滋病病毒感染、服用免疫抑制药物等，免疫力就会下降，这时容易出现更难治疗的尖锐湿疣，复发率也更高。

6. 什么是生殖器疱疹?

生殖器疱疹，是由单纯疱疹病毒感染泌尿生殖器及肛门皮肤黏膜而引起的一种慢性、复发性疾病，是一种较常见的性传播疾病。主要通过性生活及母婴传播等方式传染。经常接触有单纯性疱疹病毒的环境或者使用感染者的生活用品，也可能造成交叉感染。

7. 得了性病会引起不育吗?

性病会引起不育。育龄妇女感染了淋球菌等病原体后，如果不能得到及时有效的治疗，那么，可能引起子宫内膜炎、输卵管炎、盆腔腹膜炎等由宫颈部位的病原菌所导致一系列的疾病，从而导致不育。

8. 性病患者能结婚吗?

对于这个问题，不能一概而论，要根据个人的病史和病情来判定。有许多药物和方法对于性病的治疗来说是十分有效的，特别是早期治疗，常常在短期内就能取得显著疗效，从而痊愈。但是，尚未治愈的性病患者应选择积极治疗，治愈后再结婚，避免将性病传染给配偶，乃至新生儿。

9. 有哪些症状出现后应及时就医?

有不洁性交史后感觉外阴疼痛或外生殖器有尿急、尿痛、尿道外口灼痒、轻度刺痛，皮肤出现红色或红褐色丘疹、斑丘疹、斑块等症状，应及时就医。出现外生殖器红肿、外翻、黏液流出等情况，应立即就医。就诊务必到正规医院，可到皮肤性病科、男科或妇科就诊，切不可贪图便宜或羞于见人而相信江湖游医的欺骗，也不要自行用药耽误病情。

10. 性病能治愈吗?

性病有很多种，有的性病容易治愈，但有的性病治愈难度较大。通常如淋病、非淋菌性尿道炎、（早期）梅毒等，经过抗生素的合理治疗，均可达到临床和病原学的治愈。但有一些性病虽通过治疗可以达到临床治愈，却无法彻底清除，如生殖器疱疹和尖锐湿疣，临床治愈后，病毒仍有可能潜伏在人体中，所以部分患生殖器疱疹或尖锐湿疣的病人容易复发。对于无法根治的性病，应早发现早治疗，并及时到正规医院接受充分的治疗，避免延误病情出现后遗症。

11. 关于性病的 13 种错误观念是什么?

观念 1：口部性交不会感染性病。

口部性交是性病传染的重要途径之一，疱疹、淋病、梅毒、非淋菌性尿道炎及艾滋病都可能经由口部性交感染。

观念 2：只要使用安全套就一定不会感染性病。

安全套虽然是预防性病最好的方法，但并是万无一失，因为安全套使用不当（如未完全套入，性交一半才使用，射精后持续还有性交的动作等）或安全套品质不佳在性交中途破裂，还是会有感染性病的概率。

观念 3：性行为前服用维生素 C 就能预防性病。

维生素 C 并无预防性病的功用。

观念 4：不安全性行为后立刻小便就不会得性病。

引起性病的细菌或病毒在短时间内就会深入组织或进入血液，因此在性交后立刻小便，是不能预防性病的。

观念 5：不安全性行为前服用抗生素，就可以不必带安全套。

抗生素只对细菌引起的性病有效，对疱疹、艾滋病则无效。滥用抗生素反而容易产生抗药性。

观念 6：女性是否有性病从外观就可以看出来。

很多的性病无明显的症状，且外观也看不出异常，或病变深藏在子宫颈附近，不易察觉，外观正常的女性不代表她就安全。

观念 7：身体差的人才会得性病。

性病无孔不入，身体健壮如牛的人照样会得性病。

观念 8：只有同性恋的男子才会得艾滋病。

艾滋病不单只发生在男同性恋之间，异性恋、母亲胎儿间、夫妻间都可能互相感染。

观念 9：只要没有症状，性病就不用继续治疗。

性病的治疗有一定的疗程，不可因为没有症状就不服药或停止服药，这样会治疗不彻底，很容易复发。

观念 10：血液中心的血绝对安全，不用担心感染性病或艾滋病。

艾滋病是有空窗期的，血液中心的血液虽然都经梅毒及艾滋病病毒的筛检，但不保证就绝对安全。

观念 11：只要远离不正当场所就不会感染性病或艾滋病。

疱疹、尖型湿疣等常常不需性行为就可能受感染，输血、与性病患者共同使用针头针筒，都有可能感染性病或艾滋病。

观念 12：得了性病，没有症状的性伴侣就不用治疗。

得了性病，为避免乒乓感染，性伴侣一定要同时接受检查及治疗。

观念 13：性病只在性器官出现症状。

除了泌尿生殖器外，性病的症状还可能表现在身体其他的器官，包括全身的皮肤、口腔、眼睛、直肠、肛门附近及关节等。

二、预防性病

1. 经常进行阴道内冲洗能预防性病吗?

阴道内部因性行为产生微小的创面时，病毒等病原体完全可以通过这些创面进入人体，从而使人感染上性病，所以经常进行阴道冲洗并不能预防性病。相反，女性的阴道有自我清洁的功能，经常清洗反倒会破坏内部环境的平衡，导致其他健康问题的出现。

2. 性行为后服用抗生素可以预防性病？

在性行为后服用抗生素或者定期使用抗生素来预防性病，这种方式是错误的。首先，性病的种类多，不可能有哪种抗生素对所有的性病都有效；其次，随意使用抗生素，会诱导病菌对抗生素产生耐药性，从而增加后期的治疗难度；最后，抗生素的使用会掩盖性病的症状，从而妨碍对性病的诊断，以致延误病情。

3. 安全套能预防性病吗？

一定程度上安全套确实能够预防性病传染，但是这种预防作用是在一定范围和条件下才能起到效果的，也就是说，在发生性行为的时候使用安全套，并不能够百分之百地避免性病传播。例如，尖锐湿疣，它是由人乳头瘤病毒（HPV）引起的接触性传染病，它不仅出现在男女的生殖器部位，而且还可能存在于在会阴、肛门、大腿等皮肤处，在病毒未生长成疣体之前，看不出来已被病毒感染的皮肤有什么异常。所以，在性交的过程中即使使用了安全套，仍避免不了接触会阴、腹股沟等部位的皮肤，仍会传染性病。只有远离不洁性交，才是预防性病的最好方法。

4. 如何才能有效预防性病？

在性接触中，除了需要发生性行为的双方都保持洁身自好，避免不正当性行为的发生，降低性病传染的风险，还需练就一些性病“防身术”，保证性生活安全。

（1）避免在非常时期性交。当性伴侣出现分泌物异常、外生殖器有病损、溃疡或者女性处于月经期等异常情况时，避免性交。

（2）不要有多个性伴侣和不固定的性伴侣。

（3）不吸毒，保持健康的生活方式。

（4）尽量不使用血制品或输血。

（5）注意日常的生活卫生，不要混洗内衣裤，防止生活用品的污染。

（6）避免某些性行为方式，如口部性交、肛门性交等，男性之间的性行为也容易传染性病。

（7）正确使用安全套。

（8）发现身体有异常时，及时去正规医院就医，做到早发现、早治疗。

三、性病和艾滋病的关系

1. 性病和艾滋病是一回事吗?

性病的范围很广，包括了二十多种与性行为相关的疾病，艾滋病也是其中之一。但是由于艾滋病产生的危害性很大，严重影响公共卫生，我们常将艾滋病单独列出。由于两者都是以性接触为主要传播途径的疾病，因此性病与艾滋病有着密切的联系，感染了性病可增加感染艾滋病的危险性，促进其传播。所以，有效控制性病是预防艾滋病的重要手段，性病与艾滋病密不可分，但两者不能混为一谈，有的人认为得了性病会转变为艾滋病，这是错误的理解。

2. 故意传播性病违法吗?

《中华人民共和国刑法》第 360 条规定："明知自己患有梅毒、淋病等严重性病卖淫、嫖娼的，处五年以下有期徒刑、拘役或者管制，并处罚金。"

【案例】

上海市普陀区人民检察院指控，被告人王某明知自己患有梅毒，仍向他人卖淫。20×× 年 8 月 7 日中午，被告人王某在本市嫖客陆某的暂住处，在没有保护措施的情况下与其进行性交易后，收取嫖资人民币 350 元。次日中午，被告人王某至陆某处再次索要嫖资时，陆某报警，公安机关将被告人王某带至派出所，王某主动供述其患有梅毒的事实。法院经审理认为，被告人王某明知自己患有梅毒仍进行卖淫，其行为已构成传播性病罪，应依法予以处罚。依照《中华人民共和国刑法》第三百六十条之规定，被告人王某犯传播性病罪，判处拘役六个月，缓刑六个月，并处罚金人民币一千元。

3. 艾滋病一定通过性接触才能传播吗?

性接触是艾滋病的传播途径之一。因为艾滋病病人的体液和分泌物中都含有艾滋病病毒，所以艾滋病不但可以通过性接触传播，也可以通过输血及输血液制品传播，注射吸毒传播，还可在母婴之间传播。文身、理发、文眉、穿耳洞等所用的刀具、针具，如果消毒不严格，也可能传染艾滋病。

4. 艾滋病病毒多是同性传染还是异性传染?

艾滋病病毒既可以在异性之间传染，也可以在同性之间传染，艾滋病病毒传播的主要是通过无保护的性行为，男性同性性行为传播艾滋病的风险也很大。男性同性之间主要采取口部性交和肛门性交的性行为方式，由于肛肠黏膜薄而娇嫩，肛门性交时容易使其破损出血造成病原体从肛门、直肠破损处侵入，直接进入血液，从而引发感染。

5. 性病患者更容易感染艾滋病病毒吗?

这是因为多种性病常常会在生殖器部位形成炎症或溃疡，病变的局部容易出血或者渗出脓性分泌物，这无疑为艾滋病病毒的侵袭创造了极好的条件。

【中国疾病预防控制中心性病艾滋病预防控制中心】

中国疾病预防控制中心性病艾滋病预防控制中心的前身为“卫生部艾滋病预防与控制中心”，隶属于中国预防医学科学院，成立于1998年7月，是经国务院批准的艾滋病预防控制专业机构。2002年1月23日中国预防医学科学院更名为中国疾病预防控制中心，卫生部艾滋病预防与控制中心更名为“中国疾病预防控制中心性病艾滋病预防控制中心”，简称“艾防中心”。其主要职责包括：

1. 开展艾滋病、丙肝的疫情监测、流行病学调查，疫情形势分析与趋势预测，提出防治策略和对策建议，并开展防治效果评估。

2. 制订艾滋病、丙肝防治有关的技术方案和指南，指导各地实施国家艾滋病防治规划或行动计划。

3. 开展艾滋病、丙肝防治关键科学研究和技术开发。

4. 开展艾滋病实验室检测的质量控制。

5. 开展艾滋病、丙肝防治的健康教育和科普宣传，指导开展性传播疾病的综合干预工作。

6. 开展艾滋病、丙肝防治国内外技术交流与合作。

7. 承担研究生培养，开展艾滋病、丙肝防治的技术指导、培训和支持，参与应急处置。

8. 协助制定与艾滋病、丙肝预防控制相关的法律法规、规章标准和规划规范等并提供科学依据。

9. 协助承担国务院防治艾滋病工作委员会办公室日常工作；承办中国疾病预防控制中心交办的其他事项。

第三部分

了解并远离艾滋病

一、艾滋病相关知识

1. 什么是艾滋病?

艾滋病，全称是获得性免疫缺陷综合征（AIDS），是一种由艾滋病病毒即人类免疫缺陷病毒（HIV）引起的传染性疾病。艾滋病潜伏期长短不一，大约 2 年—10 年。艾滋病病毒侵入人体后可分为四个阶段：急性感染期→无症状期→艾滋病前期→艾滋病期。艾滋病病毒侵入人体后，会在体内不断复制，破坏人体免疫系统，逐渐降低人体对疾病的抵御能力，容易引发多种感染性疾病和肿瘤，最终导致死亡。

2. 艾滋病初期会有哪些症状?

（1）口腔念珠菌感染。

通常表现为颊黏膜、嘴唇内侧、上腭等部位出现类似凝乳状的白色膜状物，严重时可蔓延至整个口腔。

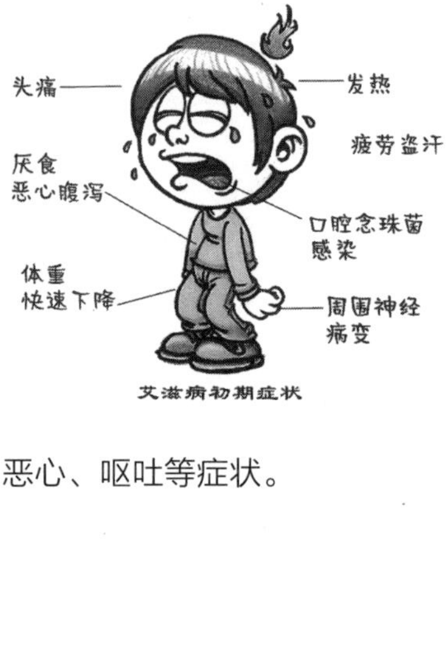
头痛
发热
疲劳盗汗
厌食
恶心腹泻
口腔念珠菌
感染
体重
快速下降
周围神经
病变
艾滋病初期症状

（2）体重快速下降。

感染艾滋病病毒后体重明显减轻。

（3）不明原因腹泻。

在艾滋病初期，会出现不明病因的腹泻、恶心、呕吐等症状。

（4）发热和头痛。

发热是艾滋病初期比较常见的症状之一，可能是持续性的，也可能是间接性的，通常伴有寒战。病毒入侵人体后会攻击神经系统，初期也会出现头痛的情况。

（5）周围神经病变。

病毒可以损伤神经，会导致手、脚、嘴等感觉异常。

（6）疲劳和盗汗。

感染了艾滋病病毒后，人体就会经常感觉到疲劳，夜间还经常会出现盗汗的情况。

二、艾滋病的传播途径

1. 艾滋病的传播途径有哪些？

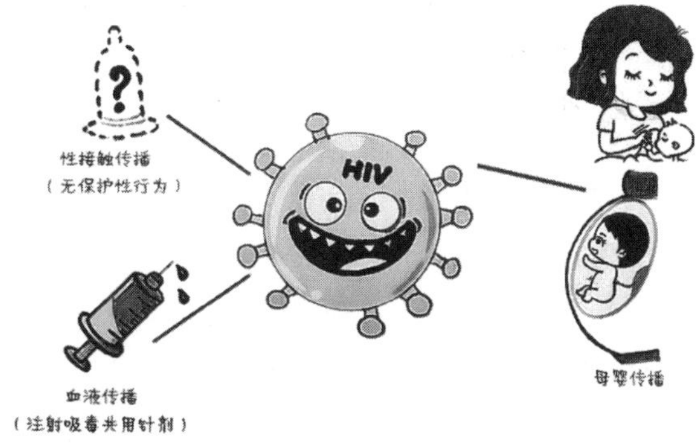

性接触传播、血液传播和母婴传播是艾滋病的三种主要传播途径。在日常生活中的接触是不会传染艾滋病的，如一起吃饭、握手、交谈、拥抱等。

（1）性接触传播。

传播艾滋病病毒的主要途径是两性之间无保护的性行为，当然，同性之间也会通过性接触传播艾滋病。

（2）血液传播。

输入被艾滋病病毒污染的血液，使用被血液污染而又未经严格消毒的注射器、针灸针、拔牙工具等，都具有很高的危险性。尤其是在吸毒人群中，静脉注射毒品者共同使用一副注射器，会造成艾滋病的蔓延扩散。日常生活中，与他人共用剃须刀、牙刷等，到消毒不规范、不严格的场所文身、修脚等，都易导致被感染。

（3）母婴传播。

感染艾滋病病毒的孕妇可通过胎盘、分娩时的产道，以及哺乳将病毒传染给胎儿或婴儿。

2. 高危行为发生后马上就能检测出艾滋病病毒吗?

高危行为发生后是否感染了艾滋病病毒，需要经过一段时间才能检测出来。因为，从艾滋病病毒进入人体到血液中产生足够量的、能用检测方法查出艾滋病病毒抗体之间有一个窗口期。在窗口期虽检测不到艾滋病病毒抗体，但体内已有艾滋病病毒。因此，处于窗口期的感染者同样具有传染性。这个窗口期最早时期需要 30 天，随着科学技术的发展，目前仍然需要 14 天—21 天。

3. 接触到有病毒的体液会不会感染上艾滋病病毒?

如果仅仅是接触到有病毒的体液这一单一条件，还并不足以让人感染上艾滋病病毒。因为健康、无破损的皮肤可阻止艾滋病病毒进入机体，能有效地防止艾滋病病毒感染。但是，含有艾滋病病毒的体液可以通过肛门、直肠、生殖道、口腔、眼睛等处的黏膜进入人体，也可以通过伤口或溃疡进入人体。

4. 被蚊子叮咬会不会感染艾滋病?

在蚊子体内的艾滋病病毒既不发育也不会复制，蚊子叮咬过艾滋病病毒感染者后，由于其吸取的病毒量很少，并不足以引起艾滋病病毒的感染。目前，也没有相关蚊子或昆虫叮咬而感染艾滋病的报道。

5. 使用艾滋病患者用过的物品会传染艾滋病吗?

使用艾滋病患者用过的东西一般是不会传染的。艾滋病病毒主要通过血液、性接触、母婴途径传播。日常的生活接触并不传播艾滋病病毒，比如说共同进餐、拥抱、握手，使用卫生间马桶、钞票、电话等都不会传播，使用衣服、被褥、生活用品一般也是不会传染艾滋病的。

6. 共用牙刷、剃须刀会传染艾滋病吗?

共用牙刷可能会引起口腔黏膜的损伤以及牙龈出血，导致艾滋病病毒进入血液，就会大大增加感染艾滋病病毒的机会。共用剃须刀也有传染艾滋病病毒的风险。如果艾滋病患者在使用剃须刀的时候局部皮肤破损，则艾滋病病毒就可能黏附在剃须刀上，其他人在使用的过程中若也不慎导致皮肤破损，艾滋病病毒就会通过创口进入到人体内。

7. 文身、打耳洞会传染艾滋病吗?

文身或打耳洞这两种行为都属于创伤性操作，可能导致皮肤破损。如果使用的器械没有经过严格的消毒处理，并且之前的顾客是艾滋病病毒感染者，那么就可能存在病毒传播的风险。所以，文身或打耳洞需要去正规的专业机构，使用一次性或经过严格的正规程序消毒的器械。

8. 感染艾滋病病毒等不等于患上艾滋病?

感染艾滋病病毒不等于患上艾滋病。人体从感染艾滋病病毒到发展为艾滋病，有一定的潜伏期，约为 2 年—10 年。在此期间，如果能够早发现早治疗，可以延缓其发展。

9. 用于治疗艾滋病的药物对人体是否有副作用?

目前，艾滋病还不能被治愈，对于艾滋病的治疗需要终身服药，治疗艾滋病的药物对人体会有一定的副作用，如出现恶心、腹泻、肝肾功能损伤等，如果不严格遵医嘱规范用药或不按医生的指导及时调整药物组合，还会产生耐药性。

10. 口部性交能传播艾滋病吗?

口部性交可以传播艾滋病。艾滋病病毒感染者的精液和前列腺液中含有大量的艾滋病病毒，口部性交就有可能发生艾滋病病毒通过口腔黏膜而进入血液的传播。认为口部性交是安全的性爱方式是没有科学根据的。

11. 艾滋病的传染源是唯一的吗?

艾滋病是由于感染了艾滋病病毒引起的。艾滋病病毒感染者和艾滋病患者是艾滋病唯一的传染源。根据目前的研究，在艾滋病病毒感染者的血液、阴道分泌物、尿液、精液、乳汁中都能分离到艾滋病病毒。传染源在艾滋病发展的不同阶段具有不同程度的传染力。

12. 献血会传染艾滋病吗?

到正规医院或血液中心献血绝对不会感染艾滋病。但是，非法卖血或者到非正规途径的采血点去采血是有可能感染艾滋病的。

【案例】

20世纪90年代初，河南省某地，不法分子用利益诱惑，向村民非法采血。“血头”“血霸”们使用不消毒的采血器材或者采取多人共用采血器材的方式非法采血，甚至将多人的血液混合分离提取血清蛋白后，又将这些血液打回村民血管里，导致出现严重的艾滋病感染危机，乃至出现“艾滋病村”的悲剧。

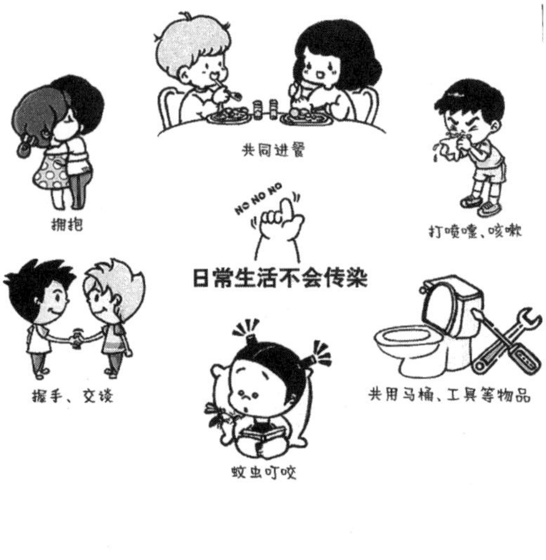
共同进餐
拥抱
NO NO NO
打喷嚏、咳嗽
日常生活不会传染
握手、交谈
共用马桶、工具等物品
蚊虫叮咬

三、预防艾滋病

1. 如何预防艾滋病？

艾滋病目前没有有效疫苗，避免感染艾滋病的途径就是采取有效的预防措施：

（1）减少对艾滋病的歧视，避免恶意传播。

（2）在发生性行为的过程中正确使用安全套。

（3）不吸毒，保持健康的生活习惯。

（4）切断母婴传播途径。

（5）尽量不输血和使用血制品。

（6）遵守性道德，洁身自好。

2. 艾滋病可以治愈吗？

艾滋病的致死率是比较高的，且具有非常强的传染性。目前为止，还没有有效的药物或医疗技术能完全治愈艾滋病。只有科学、有效地掌握艾滋病预防知识，做到早发现、早诊断、早干预、早治疗，才可以最大限度降低艾滋病传染风险。

3. 艾滋病防治的总体要求是什么？

国务院办公厅关于印发的《中国遏制与防治艾滋病规划（2024—2030年）》总体要求规定，以习近平新时代中国特色社会主义思想为指导，全面贯彻党的二十大和二十届二中、三中全会精神，坚持党的领导，坚持部门协作、社会动员、全民参与，坚持预防为主、防治结合、综合治理、分类指导，创新医防协同、医防融合机制，突出重点地区、重点问题和重点环节，以创新为动力推动艾滋病防治工作高质量发展。总目标是降低艾滋病新发感染，减少相关死亡，将整体疫情持续控制在低流行水平。具体工作指标如下：

（1）提高社会防护意识。到 2025 年，居民艾滋病防治知识知晓率达 90% 以上，重点人群及易感染艾滋病危险行为人群防治知识知晓率达 95% 以上，感染者权利义务知晓率达 95% 以上，到 2030 年持续巩固提升。

（2）促进危险行为改变。到 2025 年和 2030 年，男性同性性行为人群艾滋病相关危险行为均较前 5 年减少 10% 以上；到 2025 年，易感染艾滋病危险行为人群综合干预措施覆盖比例达 95% 以上，参加戒毒药物维持治疗人员年新发感染率在 0.2% 以下，到 2030 年持续保持。

（3）预防家庭内传播。到 2025 年，艾滋病母婴传播率在 2% 以下，夫妻一方感染艾滋病家庭的配偶传播率在 0.3% 以下，到 2030 年持续保持。

（4）提升诊断治疗效果。经诊断发现并知晓自身感染状况的感染者比例到 2025 年达 90% 以上，2030 年达 95% 以上。到 2025 年，经诊断发现的感染者接受抗病毒治疗比例、接受抗病毒治疗的感染者病毒抑制比例均达 95% 以上，到 2030 年持续巩固提升。

（5）控制人群感染水平。到 2030 年，全人群感染率控制在 0.2% 以下。

4. 如何预防经性接触传播途径感染艾滋病病毒？

第一，保持健康的性生活。不从事性交易工作，遵守法律，不卖淫、嫖娼。注意避免在性生活中接触被艾滋病病毒感染的人。

第二，洁身自好，在生活中遵守性道德，拒绝和防止性乱交和滥交，不出现婚外性行为。在婚前严格做好婚检，了解结婚对象的相关情况。

第三，在性生活中，认为自己或者性交对象有感染艾滋病病毒的可能性时，坚决使用安全套，保护好自己与他人。

第四，艾滋病经性接触途径传播的高危人群也包括男男性接触者，合理使用安全套以及采取其他保护措施可有效预防艾滋病的传播。

5. 如何预防经血液传播艾滋病？

（1）不去消毒程序不严格或没有消毒措施的美容店和理发店美容或理发。

（2）拒绝使用未经消毒的器械打耳洞、文眉和文身。

（3）不吸毒，暂未戒除毒瘾的吸毒者不用他人用过的注射器。

（4）到正规医疗机构就医，拒绝使用没有经过严格消毒的注射器、手术器具等。

（5）需要输血治疗时，要通过正规途径使用检验合格的血液。

（6）救护流血伤员时，皮肤不要直接接触到血液。

6. 如何预防经母婴传播艾滋病?

（1）孕前准备必须全面。

有备孕打算的夫妇决定怀孕前可以咨询艾滋病相关的知识，并进行相关的检测，如果夫妇任意一方出现了被艾滋病病毒感染的情况，一定要及时咨询医生，慎重考虑。

（2）怀孕中的妇女要做好及时咨询和及时检测。

如果确认感染了艾滋病病毒，必须及时咨询医生，思考是否要停止此次妊娠。想要继续妊娠一定要寻求专业的帮助与指导，并且正确及时地服用抗艾滋病病毒药物。

（3）做好生产时的预防工作。

产妇一定要在医院医护人员的帮助下进行生产，感染艾滋病病毒的妇女在生孩子时一般建议采用剖宫产，孩子出生后要及时向医生咨询如何科学喂养婴儿，并且要及时服用抗艾滋病病毒药物。

研究发现，即使在产前、产后都使用了抗病毒药物阻断，如果采用母乳喂养，其阻断母婴传播的效果仍然不好，一般建议采用人工喂养的方式。

7. 艾滋病防治措施有哪些?

（1）开展宣教干预和社会动员。

①加大健康知识普及力度。

②落实综合干预措施。

③动员社会力量广泛参与。

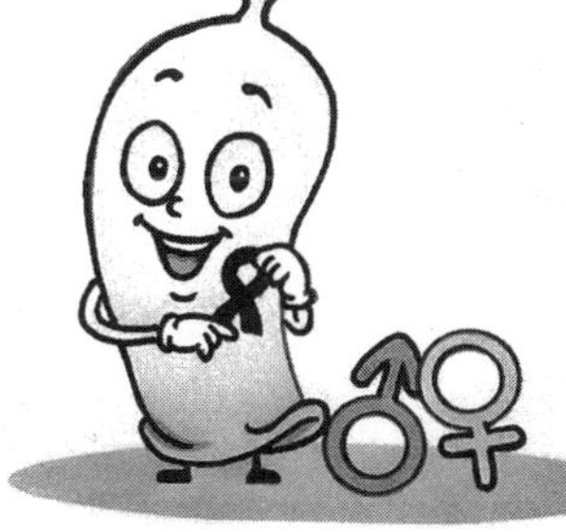

（2）加强检测和监测。

①提高检测服务质量。

②开展多渠道监测预警。

（3）推进治疗和救助。

①提高抗病毒治疗质量。

②加强感染者关怀救助。

（4）落实不同人群针对性防控措施。

①推进消除母婴传播。

②推动青少年预防艾滋病。

③推动中老年人预防性病艾滋病。

（5）强化重点地区防治工作。

①加强重点地区攻坚。

②发挥防治示范区引领作用。

（6）开展艾滋病防治社会治理

①依法做好相关领域治理。

②加强禁毒防艾工作。

8. 如何加强禁毒防艾工作？

将禁毒工作与艾滋病防治紧密结合，及时清理和打击从事毒品交易的社交媒体、网络平台和个人。做好药物滥用监测，特别是对非列管替代物的监测，及时调整麻醉药品和精神药品监控范围，依法打击滥用物质和非法催情剂的生产和流通。保持禁毒工作的高压态势，将戒毒药物维持治疗作为吸毒人员戒治的重要措施，优化戒毒药物维持治疗门诊布局，健全社区戒毒、强制隔离戒毒、社区康复和戒毒药物维持治疗衔接机制。戒毒药物维持治疗难以覆盖的地区继续开展清洁针具交换工作。

9. 艾滋病防治的保障措施有哪些?

加强组织领导，压实地方各级政府对辖区防治工作的责任，发挥各级防治艾滋病工作委员会的协调作用。财政部门按规定落实防治相关投入政策，推动提高资金使用效益。卫生健康、疾控、工业和信息化、药品监督管理、医疗保障等部门强化信息通报和部门协同，加强艾滋病抗病毒治疗原料药、成品制剂供需监测，采用政府采购、定点生产、药物轮储、将符合条件的药品纳入医保等多种措施保障药物持续稳定供应。落实药物生产、流通和进口等环节相关税收优惠政策。结合国家重点研发计划、科技重大专项和自然科学基金项目等，支持开展艾滋病防治核心技术和关键策略研究。完善艾滋病防治体系，强化防治工作“三医”协同发展，优化医疗卫生机构职责和衔接，配齐配强防治专业人员，加大对防治人员的关心爱护，按照国家规定落实卫生防疫津贴等有关津贴补贴政策。开展国际交流，健全合作机制，积极参与全球防治策略制定。

四、艾滋病咨询、检测

1. 什么是艾滋病检测?

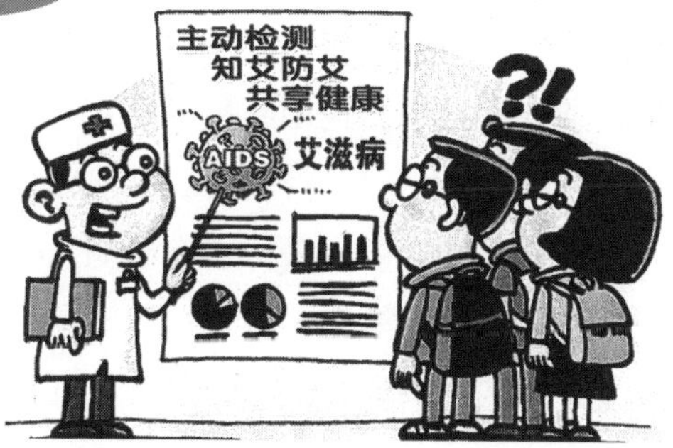

艾滋病病毒检测就是寻找艾滋病病毒的抗体。通过这种检测就能知道是否感染了导致艾滋病的病毒，也就是人类免疫缺陷病毒。当确定感染了艾滋病病毒后，一般需要进一步使用另外的检测方法再检测，以观察病毒在体内的复制和发展情况，以及身体的健康程度。

2. 艾滋病的常用检测指标是什么?

在实验室检测中，艾滋病的检测主要包括艾滋病病毒核酸检测、艾滋病病毒抗体检测、艾滋病病毒基因型耐药检测、CD4+T 淋巴细胞检测等。诊断艾滋病病毒感染的金标准是艾滋病病毒 1 型及艾滋病病毒 2 型抗体检测的结果。病毒数量及 CD4+T 淋巴细胞数量是用来诊断目前人体内艾滋病病毒的情况，以及艾滋病患者的发展情况，并决定后续治疗方案的标准。

3. 什么是艾滋病咨询?

艾滋病咨询是求询者和咨询员之间在保密情况下的谈话，目的是使求询者能够应付艾滋病病毒感染带来的紧张压力，能做出自己个人的决定。咨询过程包括对个人感染危险的评价，并帮助其实施预防行为。

4. 什么是艾滋病自愿咨询检测?

艾滋病自愿咨询检测（VCT）是指人们在保密的情况下，经过咨询后，能够自愿对艾滋病病毒检测做出明智选择的过程。

5. 艾滋病咨询检测的方式有哪些?

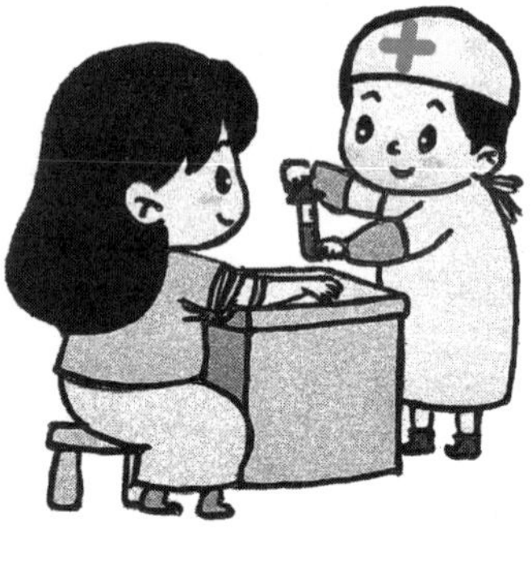

艾滋病自愿咨询检测是及早发现感染者和病人的重要措施。目前可在正规医院和各级疾病预防控制中心进行咨询检测。检测的方式包括：唾液检测、尿液检测、口腔黏膜检测、血液检测等。通过检测血液中的艾滋病病毒抗体是目前最常用的确诊艾滋病病毒感染的实验室方法，通常有两个步骤，第一步先做初筛检测，如果结果为阳性，需要再做确证检测，确证检测阳性才可诊断为艾滋病病毒感染。

6. 艾滋病咨询检测是强制的吗?

艾滋病咨询检测是在充分知情和完全保密的情况下进行，且自愿选择是否接受艾滋病病毒抗体检测、改变危险行为和获得相关服务的过程。在咨询检测的过程中可得到专业人员更多有关艾滋病的医学方面的指导与心理关怀和支持。通过检测可以排除未感染者的心理疑惑和焦虑，同时，可以在第一时间使感染者及时获得关怀、帮助与救治，最大程度上避免艾滋病的传播。

7. 哪些人群应该及时参加检测?

（1）任何年龄的性活跃者都应该自觉进行艾滋病病毒检测。

（2）性病患者或多个性伴侣者。

（3）未采取安全防护措施，发生高危性行为者，如卖淫、嫖娼、同性性行为等。

（4）共用注射器静脉吸毒者。

（5）曾参与非法卖血，或接受过污染的血液及血液制品者。

（6）感染艾滋病病毒的母亲所生的新生儿。

（7）医生、警察等高危职业暴露人群。

8. 艾滋病病毒检测是否一次就够了?

从艾滋病病毒感染到人体产生抗体需要 2 周至 6 周的时间，这段时间被称为“窗口期”。在窗口期内，人体的血液中检测不到艾滋病病毒抗体，检测结果呈阴性，但人体具有传染性。所以，如果怀疑自己感染了艾滋病病毒，需要去指定的检测机构多检测几次，如果在窗口期检测为阴性，最好在 3 个月、6 个月后再到指定的检测机构去进行检测。

9. 艾滋病检测阴性一定没有感染吗?

进行艾滋病病毒抗体检测的结果呈阴性，有两种可能：一是受检者没有感染艾滋病病毒；二是虽然感染了艾滋病病毒，但还没有产生足够的抗体，即仍处于窗口期内，检测结果为假阴性。因此，如果有过高危行为的人在窗口期过后检测艾滋病病毒抗体结果呈阴性，可以排除艾滋病病毒感染，不需要复查。如果在窗口期内，即使检测结果呈阴性，仍需要过了窗口期后随访复检。

10. 为什么要加强艾滋病病毒检测?

联合国艾滋病规划署最新报告显示，在艾滋病的防治道路上我们依然任重道远。在艾滋病的防治工作中，还需要去找到那些已经感染艾滋病病毒，但是却对自己的健康状况或者感染情况尚不了解的人，并且向他们提供咨询及帮助，让这一类人可以及时获得艾滋病控制和治疗的相关医疗服务、心理服务等。为确保艾滋病病毒感染者能够拥有更加健康的身体，提升生活幸福感，开展艾滋病病毒检测工作是十分必要和重要的。对于艾滋病病毒感染者来说，能够及时了解自己的感染情况，积极接受相关的医疗服务及心理服务，不仅能够帮助控制艾滋病的传播，而且在保护自己的同时也保护自己身边亲密的人。

11. 如何加强艾滋病的检测和监测?

（1）提高检测服务质量。

各地制订针对性筛查计划，开展便利可及的检测服务。疫情严重县区疾病预防控制机构和传染病医院具备抗体确证检测和核酸诊断能力。动员重点人群及时、主动和定期检测，促进自我检测和性伴检测；利用互联网技术发挥自愿咨询检测服务网络的综合作用；强化重点人群和医疗机构重点科室就诊者的艾滋病、病毒性肝炎和梅毒等共检。疫情严重地区将艾滋病和性病检测咨询纳入婚前自愿医学检查和重点公共场所从业人员健康体检。

（2）开展多渠道监测预警。

加强大数据等技术应用，建立艾滋病防控智慧化、多元化监测预警系统。加强重点人群哨点监测和耐药监测，推进机构间信息交换，有效利用哨点监测、耐药、分子流行病、出入境等数据，强化疫情研判及趋势分析。利用病毒基因测序、分子传播网络和新近感染分析等，进一步深入开展新报告感染者流行病学调查和传播风险判断。

12. 我国有哪些机构可以做艾滋病病毒检测？

我国为自愿接受艾滋病咨询检测的人员提供免费的咨询服务和艾滋病病毒抗体初筛的检测服务。我国省级的卫生行政部门所指定一些医疗机构，以及省、市（地）、县（区）各级疾病预防控制机构均可提供免费的艾滋病咨询检测。

13. 什么是艾滋病抗体实名检测？

艾滋病病毒抗体实名检测，是指在进行艾滋病病毒抗体检测时，将自己的电话、住址，以及身份证明在内的一些个人信息提供给负责进行检测的机构和部门。这种实名检测方式能够让医务人员在后续的治疗，以及咨询服务中更加方便联系到受检者本人，也能够让受检者更加便捷地接受关怀和治疗服务。

14. 艾滋病病毒抗体初筛实名检测对受检者有哪些意义？

在实名制的情况下进行检测，能够方便医务人员在第一时间联系告知本人检测的结果。对于艾滋病病毒抗体初步筛查结果是阴性的人，医务人员可及时向其宣传艾滋病的相关知识，提供相关的咨询服务。对于艾滋病病毒抗体初步筛查结果为阳性的人，医务人员可及时向其提供后续的进一步检测服务。感染者也能够及时得到专业的咨询和治疗指导服务，对于自己病情的控制，以及生命的延续和生活质量的提高都具有积极意义，同时能够学习避免病毒传播的相关知识，进一步保护好身边未被感染的人。

15. 实名检测会导致个人信息被泄露吗？

实名检测和匿名检测都是受法律所保护的。任何人向他人泄露和公开受检者感染艾滋病病毒的信息都是违法行为，并且会受到法律的追究。因此，不必担心自己的信息会在实名制检测下被泄露。参与检测人员的个人信息以及检测结果只有相关的医务人员能够知晓，而相关的医务人员都有对受检测者的信息进行保密的义务。

16. 艾滋病咨询检测的伦理学原则有哪些？

（1）保密原则。

保密原则是艾滋病咨询员应该遵守的职业道德。咨询员应当向艾滋病求询者说明保密原则和措施，并对咨询活动中咨询者的信息和内容保密。

（2）知情同意原则。

为了保护艾滋病求询者的权益，要明确告知求询者检测结果可能造成的影响，由其决定是否进行检测。

（3）尊重原则。

艾滋病咨询员要以平等的态度对待求询者，不能够区别对待，也不能因为求询者的感染经历、道德标准等就对其产生歧视和不公正的评价。

（4）受益原则。

艾滋病咨询员要本着促进求询者健康、帮助求询者寻找解决或处理问题的方法的目的，为求询者提供良好的服务与支持，并确保求询者在这一过程中受益。

（5）无伤害原则。

咨询员的言行举止、态度要真诚，不能有侮辱性、歧视性、伤害性的言行，要用平等尊重的态度来帮助求询者，避免伤害事件的发生。

17. 我国有哪些保护艾滋病病人、艾滋病病毒感染者隐私的规定？

《艾滋病防治条例》第 39 条第 2 款规定：“未经本人或者其监护人同意，任何单位或者个人不得公开艾滋病病毒感染者、艾滋病病人及其家属的姓名、住址、工作单位、肖像、病史资料以及其他可能推断出其具体身份的信息。”《执业医师法》《民法典》等规定，医生在执业中，必须遵守法律法规来保护患者的隐私，否则造成严重后果的，要依法追究责任。医疗机构及其医务人员，应当对患者的隐私和个人信息保密，泄露患者的隐私和个人信息，或者未经患者同意公开其病历资料的，应当承担侵权责任。

18. 什么是“四免一关怀”政策?

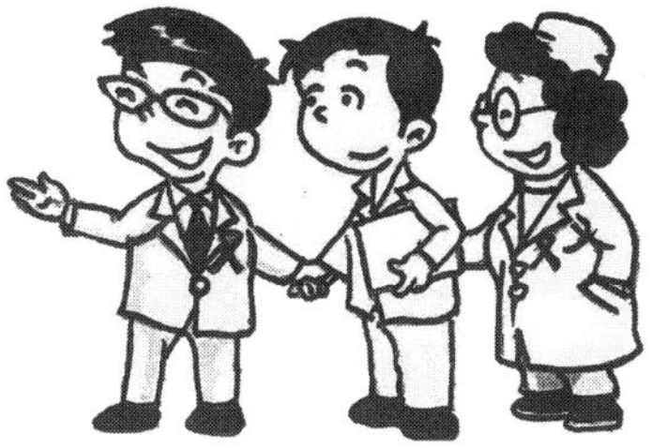

艾滋病虽然仍无法根治，但患者只要定期到指定的医疗机构检查，遵医嘱定时、定量服药，就能有效控制病情，恢复患者的免疫功能，提高生活质量，延长生命。国家对艾滋病感染者实行“四免一关怀”政策。

（1）四免。

“四免一关怀”中的“四免”分别是：农村居民和城镇未参加基本医疗保险等医疗保障制度的经济困难人员中的艾滋病病人，可到当地卫生部门指定的传染病医院或设有传染病区（科）的综合医院服用免费的抗病毒药物，接受抗病毒治疗；所有自愿接受艾滋病咨询和病毒检测的人员，都可在各级疾病预防控制中心和各级卫生行政部门指定的医疗等机构，得到免费咨询和艾滋病病毒抗体初筛检测；对已感染艾滋病病毒的孕妇，由当地承担艾滋病抗病毒治疗任务的医院提供健康咨询、产前指导和分娩服务，及时免费提供母婴阻断药物和婴儿检测试剂；地方各级人民政府要通过多种途径筹集经费，开展艾滋病遗孤的心理康复，为其提供免费义务教育。

（2）一关怀。

“一关怀”指的是国家对艾滋病病毒感染者和患者提供救治关怀，各级政府将经济困难的艾滋病患者及其家属，纳入政府补助范围，按有关社会救济政策的规定给予生活补助；扶助有生产能力的艾滋病病毒感染者和患者从事力所能及的生产活动，增加其收入。

19. 故意传播艾滋病违法吗?

《艾滋病防治条例》第 62 条规定：“艾滋病病毒感染者或者艾滋病病人故意传播艾滋病的，依法承担民事赔偿责任；构成犯罪的，依法追究刑事责任。”《最高人民法院、最高人民检察院关于办理组织、强迫、引诱、容留、介绍卖淫刑事案件适用法律若干问题的解释》第12条规定，明知自己患有艾滋病或者感染艾滋病病毒，故意不采取防范措施而与他人发生性关系，致使他人感染艾滋病病毒的，构成故意伤害罪（重伤）。

【案例】

某高校一名大二男生，是男男同性恋者。他与本校另外一名男生确定了恋爱关系，并一起偷吃禁果。心怀鬼胎的“男友”，先是以各种理由搪塞不去做艾滋病抗体检测，后来又偷偷地在性行为过程中摘掉了安全套。其实这位“男友”是一名艾滋病病毒感染者，后来一次约会中该“男友”告诉男生他是艾滋病病毒感染者，男生惊恐地瑟瑟发抖，沉默了几分钟后疯狂地逃出酒店。经确诊，这位男生感染了艾滋病病毒，而这位“男友”最终被人民法院依照《中华人民共和国刑法》第234条，以故意伤害罪判处有期徒刑5年。

第四部分

减少危害措施

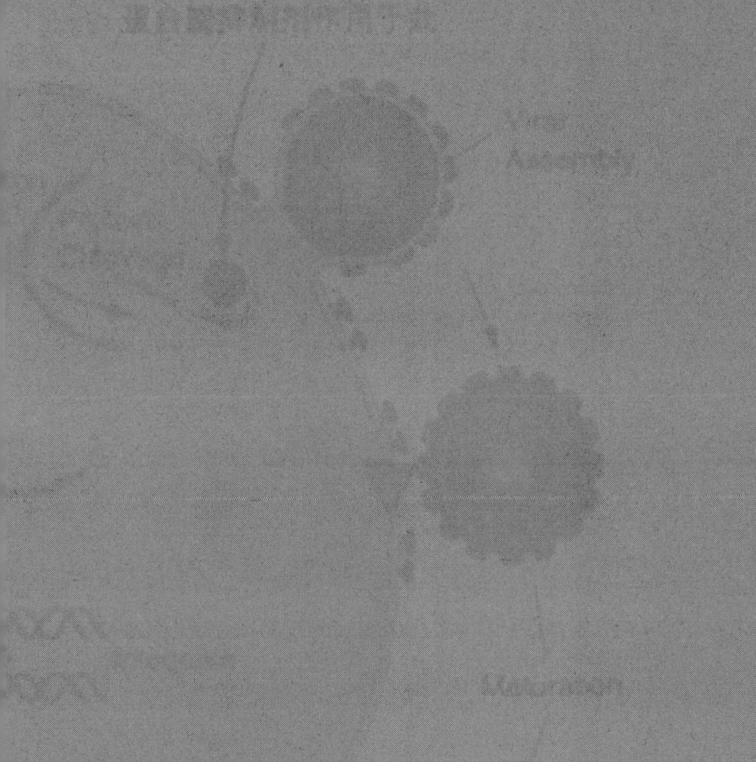

一、减少因吸毒导致感染艾滋病病毒并产生危害的措施

减少因吸毒感染艾滋病的主要措施有哪些？

（1）美沙酮维持治疗，降低复吸率。
（2）丁丙诺啡维持治疗。
（3）清洁针具交换。
（4）促进安全套使用。
（5）感染性疾病的预防和治疗。
（6）安全注射教育。
（7）自愿咨询检测。
（8）阳性预防，降低交叉感染，阻止进一步传播。
（9）性接触传播 / 性病的预防和治疗。
（10）性伴侣的告知和干预。
（11）抗病毒治疗。

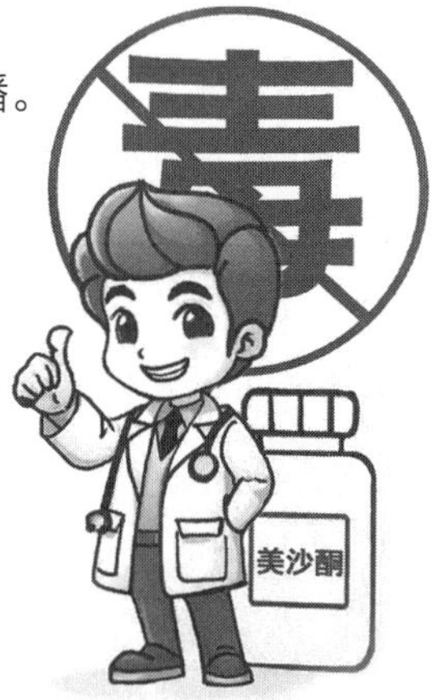

二、美沙酮维持治疗

1. 什么是美沙酮？

美沙酮是一种人工合成的麻醉药品，具有镇痛作用，药效与吗啡类似，但具有作用时间较长、不易产生耐受性、药物依赖性低等特点。美沙

酮维持治疗是指在经国家有关行政部门批准的从事戒毒药物维持治疗工作的医疗机构，采用盐酸美沙酮口服液作为治疗药物，对阿片类物质（主要是海洛因）成瘾者进行长期维持治疗，以减轻他们对阿片类物质的依赖，促进身体康复，从而减少成瘾者共用注射器吸毒的行为，降低艾滋病病毒的传播风险。

2. 美沙酮维持治疗如何减少艾滋病传播？

美沙酮维持治疗通过减少注射吸毒行为、降低共用针具风险，从而有效控制艾滋病在吸毒人群中的传播。

（1）减少共用注射器的行为。

共用注射器是艾滋病病毒在吸毒人群中传播的主要途径之一。美沙酮作为阿片类替代药物，可缓解戒断症状，帮助吸毒者减少对海洛因等毒品的依赖，从而降低了他们共用注射器的可能性。《艾滋病防治条例》第 63 条明确将“美沙酮维持治疗”列为减少经注射吸毒传播艾滋病的有效措施。

（2）降低新发感染率。

研究表明，参加美沙酮维持治疗的吸毒者中，艾滋病病毒的新发感染率显著下降。据统计，我国美沙酮维持治疗每年减少海洛因消耗约 1 万公斤，参与者艾滋病年新发感染率降至 0.31%。

（3）提供健康教育和支持。

美沙酮维持治疗通常伴随着健康教育和心理支持，帮助吸毒者了解艾滋病的传播途径及预防措施，提高其自我保护意识，进一步减少艾滋病的传播。

（4）运用多项措施综合干预。

依据《艾滋病防治条例》第 63 条规定，结合“自愿咨询检测”“针对性同伴教育”等多项干预措施，进一步降低艾滋病的传播风险。治疗门诊要求患者在监督下每日服药，并提供健康教育、心理咨询和疾病检测服务，帮助患者建立健康行为模式。美沙酮维持治疗不仅帮助吸毒者戒毒，还促进其社会功能恢复，使其能够更好地融入社会，减少因吸毒引发的违法犯罪行为，从而间接降低艾滋病的传播风险。

3. 哪些人可以参加美沙酮维持治疗?

根据国家有关政策规定，希望接受美沙酮维持治疗的人员需要具备以下几个条件：

（1）年龄在 18 周岁以上、有完全民事行为能力的阿片类物质成瘾者，可以按照自愿的原则申请参加维持治疗。年龄在 18 周岁以下阿片类物质成瘾者，采取其他戒毒措施无效且经其监护人书面同意，可以申请参加维持治疗。

（2）多次戒毒仍不能戒断毒瘾的阿片类物质（主要指海洛因）成瘾者。

（3）有治疗禁忌证的，暂不宜接受维持治疗，待禁忌证治愈后，可以申请参加维持治疗。

4. 美沙酮维持治疗有什么作用?

（1）有效缓解吸毒者的戒断症状，减少对毒品的渴求。

（2）减少毒品使用和非法药物滥用。

（3）减少与毒品相关的违法犯罪行为。

（4）帮助戒毒人员恢复家庭和社会功能。

（5）减少共用针具行为，预防艾滋病和丙肝等经血传播的疾病。

三、清洁针具交换

1. 什么是清洁针具交换项目?

清洁针具交换项目是以保障公共卫生安全为目标，对无法彻底戒断毒瘾者所采取的一种降低危害的干预措施。通过同伴教育和宣传的方式向注射吸毒者提供清洁注射器并回收已使用的注射器，尽可能避免因与其他吸毒者共用注射器和重复使用被污染的注射器而导致的疾病传播，降低艾滋病病毒及其他血源性传播疾病的传播风险。

2. 为什么要开展清洁针具交换?

艾滋病病毒可以由注射吸毒人群通过共用注射用具及无保护性行为传播给他人。大多数吸毒者在毒瘾彻底戒断前很难停止使用毒品，他们需要接受帮助来将危害减到最小。针具交换项目就是通过为注射吸毒人群发放清洁的注射用具，回收用过的废旧针具，并同时为其提供健康宣传教育、转诊、咨询检测及药物治疗等服务来解决这些问题的措施。因此，针具交换项目对控制艾滋病传播至关重要。

3. 怎样获得清洁针具交换服务?

（1）同伴教育。

通过吸毒者中的同伴教育宣传员，推广清洁针具交换的理念，提高参与率。同伴教育宣传员在社区当中接触到吸毒者，为其提供新的一次性注射器并回收使用过的，带回服务提供机构做无害化处理。

（2）清洁针具交换中心或交换点。

这些中心通常由政府或非政府组织（NGO）管理，位于吸毒成瘾者较为集中的地区，可以通过当地卫生部门或相关机构的官方网站获取这些地点的信息。

（3）寻求同伴支持。

一些项目会聘用吸毒成瘾者作为同伴教育宣传员或外展工作人员，他们可以提供更多的支持和帮助。例如，云南省 140 个针具交换点通过外展服务覆盖 694 名吸毒人员，转介 674 人参与美沙酮治疗。注射吸毒者第一次领取一次性清洁注射器可以到社区的卫生保健机构的针具交换点或联系同伴教育宣传员处免费领取。

（4）参与健康教育和咨询。

许多清洁针具交换中心还提供健康教育和咨询服务，包括艾滋病防治知识宣传、心理咨询和其他健康资源。吸毒人员可以利用这些服务来提高自我保护意识和健康水平。

4. 向吸毒者提供消毒针具会不会增加毒品的使用？

清洁针具交换作为艾滋病防治的重要措施，其作用为减少疾病传播、促进公共卫生安全、实施有效的行为干预。同时，通过宣传和教育，帮助吸毒者逐步改变不安全的注射行为，提高其健康意识，从而减少毒品的使用和注射毒品的频率，有效控制了传染性疾病在吸毒人群中传播。具体表现在以下几个方面：

（1）能有效降低艾滋病病毒、乙肝及丙肝病毒在人群中的传播。

（2）减少新增注射吸毒人员数量。

（3）减少丢弃在社区中的针头数量，避免二次污染。

（4）传播了有关健康方面的知识。

（5）为需要获得脱毒医疗及药物替代治疗服务的人群提供了有效的过渡。

（6）促进了艾滋病、乙肝及丙肝等疾病的自愿咨询检测。

四、安全套计划

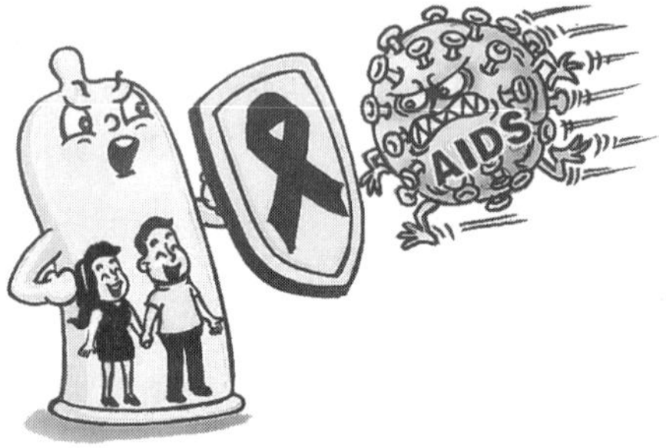

在艾滋病防治工作中为什么要推广使用安全套？

推广使用安全套是艾滋病防治工作中不可或缺的一部分，它不仅能有效降低病毒传播风险，还能提高公众的健康意识和性健康水平。通过政策保障、科学防护和实际推广策略，有效降低艾滋病传播风险，保护公众健康。

（1）《艾滋病防治条例》第 28 条规定：“县级以上人民政府卫生、市场监督管理、药品监督管理、广播电视等部门应当组织推广使用安全套，建立和完善安全套供应网络。”《国务院关于切实加强艾滋病防治工作的通知》（国发［2004］7 号）也明确将推广使用安全套作为艾滋病预防的重要措施策略，要求各级政府落实责任，制订实施方案。例如，云南省据此出台《推广使用安全套管理暂行办法》，细化发放和管理规范。

（2）物理阻断病毒传播。安全套通过物理屏障阻止性行为中的体液（精液、阴道分泌物等）接触，避免艾滋病病毒通过黏膜或皮肤破损进入人体。研究表明，全程正确使用安全套可使性接触途径传播艾滋病病毒的风险大幅度降低。

（3）提高公众健康意识。通过教育宣传，使公众更好地理解艾滋病的传播途径和预防知识，从而采取积极的防护措施。

（4）促进性健康教育。安全套的推广使用往往伴随着性健康教育的普及。通过教育使人们了解安全套的正确使用方法和重要性，可以提高性健康水平，减少意外怀孕和性传播疾病的感染风险。

（5）艾滋病的传播不仅影响个人健康，还会对社会医疗系统造成负担。通过推广安全套的使用，可以有效减少新感染病例，从而降低医疗成本和经济负担。

（6）安全套的推广也有助于增强女性在性行为中的主动权和自我保护意识，更好地保护自己免受艾滋病病毒和其他性传播疾病感染的威胁。

五、同伴教育

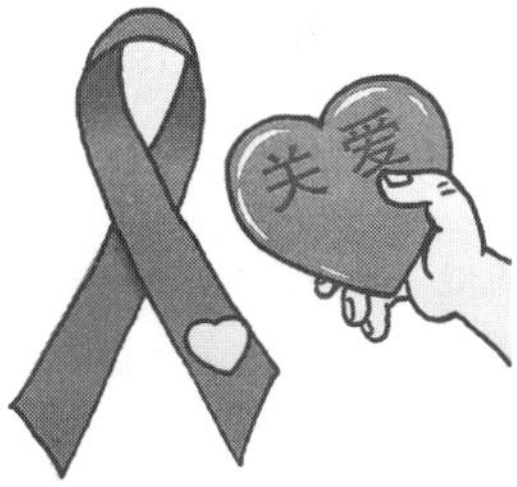

1. 什么是同伴教育?

同伴教育，通常由年龄、背景或经历相似的个体（即“同伴”）向目标群体传递知识、技能或价值观，以促进态度和行为的积极改变。同伴教育常用于公共卫生（如艾滋病预防）、心理健康、性教育、反欺凌等领域，也可以应用在反对毒品、戒烟、反对酗酒、性别平等、妇女能力建设、反对家庭暴力等方面。同伴教育与许多有效的社会学和心理学理论是相一致的，它在改变和吸毒有关的行为态度方面起着重要的作用。

2. 同伴教育在吸毒人群艾滋病防治教育中是否有效?

吸毒是不被社会认可且不合法的，吸毒人群很难让外来者接近并深入到其中，同伴教育在吸毒人群中的应用是一种有效的干预策略，针对吸毒人群开展同伴教育，可以从戒毒成功人员中筛选具备号召力的个体，通过系统性培训，如心理辅导、沟通技巧、艾滋病防治知识等，使其成为同伴教员。同伴教员以自身经验传播知识技能，增强吸毒人员戒毒的信心，促进戒毒康复和减少危害，帮助吸毒人群回归社会、健康生活，有效降低艾滋病感染的风险。

3. 吸毒者可以从同伴教育中获得什么？

吸毒者通常很难获得正确的信息，例如性知识、安全套的使用、生殖健康、艾滋病和性病知识等。同伴教育的有效性体现在有助于提高戒毒人员的社会参与度，他们能够在小组的形式下开展禁毒宣传，普及毒品知识和艾滋病预防知识，使吸毒者融入讨论或活动之中——亲自经历比简单的获取信息更利于学习。通过分享信息和经验来帮助小组成员明确他们所关心的事情并且寻求解决方案是同伴教育者的主要工作。同伴教育者在传播最新信息和知识的同时也可以通过自己的行为为其他人树立榜样，由于彼此处于一个年龄阶段，能够更好地体会和了解参与者的情感、想法，因此也能更好地与其交流。

同伴教育者通常更容易因相似的经历和生活背景与目标人群建立信任和共鸣，使得信息传递更为顺畅，教育内容也更容易被接受和内化。它不仅能够有效地传递戒毒和预防毒品滥用的信息，还能提供一种支持性的社交环境，让吸毒人群感受到来自同伴的关心和理解。这种支持有助于增强他们的戒断决心，减轻戒毒过程中的孤独感和无助感。同伴教育者不仅能将降低危害的方法授予同伴，而且能够身体力行，通过自身的行为来影响其他成员远离毒品和艾滋病的危害。同伴教育者还可以协助戒毒人员修复家庭关系，缓解家庭成员排斥情绪。同时组织禁毒宣传，帮助戒毒者重塑社会形象，减少标签化歧视。

六、远离“毒友圈”

1. 如何远离曾经一起吸毒的朋友？

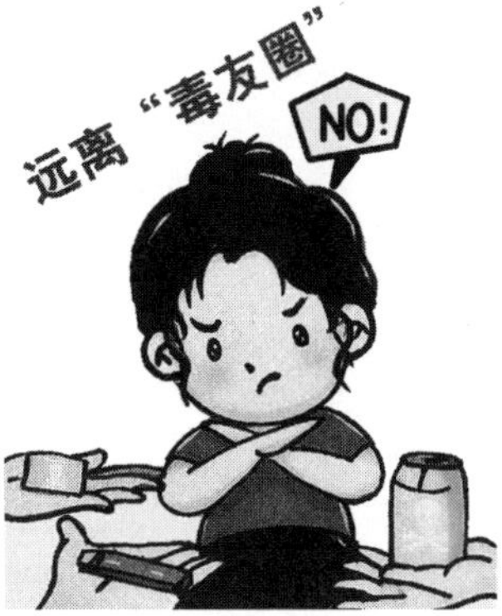

（1）断绝联系，因为对方仍在吸毒，所以要果断停止交往，珍惜自己的戒断成果。

（2）保持健康的生活习惯，融入社会，提高自我保护意识，防止复吸。

（3）结交新的正能量朋友。

2. 如何远离与吸毒有关的环境？

（1）换个新的居住环境或工作环境。

（2）远离吸毒人群或毒品集中地区。

（3）寻找社会支持系统帮助，如康复机构、社会工作者、心理医生等。

（4）构筑强大的拒毒心理防线。

3. 如何正确评估自己的人际交往圈？

回顾和梳理个人的人际关系网，将与自己有往来的人进行分析、归类。这将有助于自己认识清楚哪些人是自己的正能量朋友——他们能给予自己正性的支持和帮助，他们的支持将有益于自己的康复，有利于自己的行为改变。哪些人是有行为问题和观念问题的人——其负性行为和观念会影响自己，会破坏自己的康复过程，会影响自己的成长。

七、掌握生活技能

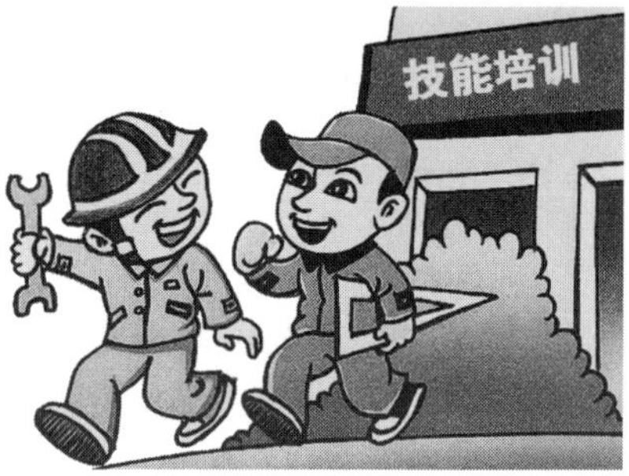

1. 生活技能的概念是什么？

生活技能的含义很广，主要是指人们将知识、态度和观念转化为行为的能力，即采取正确的、适当的行为，有效地处理生活事件的能力。通过生活技能的训练，可有效地提高认知能力和解决问题的能力，从而有助于促进心理健康和更好地适应社会。

2. 生活技能一般包括哪些？

（1）解决问题的能力。

在面对问题时，能够积极地探索和寻求各种可能的方法和途径，冷静思考，有效地处理和解决问题。

（2）作决定的能力。

在面对复杂情况时，能够评估不同的选择和不同的决定可能产生的结果，全面思考，从而做出积极正确的决定。

（3）创造性思维能力。

积极探索和多元化的思考，综合运用概念和规律，寻找适合的方案。

（4）批判性思维能力。

客观地分析和评价信息，独立思考和分析问题，进一步有效地解决问题。

（5）人际交往能力。

通过语言和非语言进行自我表达和与人沟通，倾听与理解，才能更好地交流与互动。

（6）自我认识能力。

对自我的生理状况、心理状况、自身的能力和资源、自身价值和重要性等进行全面、客观的评价。

（7）调节情绪能力。

面对压力、焦虑，或者激动、冲动、愤怒等负面情绪时，积极应对，以健康的方式调节处理好情绪。

（8）应对挫折能力。

面对失业、离婚、重大疾病等人生挫折时，调整好心态勇敢地面对，以积极向上的心态渡过难关，收获成长。

3. 如何评价自己的价值和重要性？

（1）能接受自己。

（2）有比较现实的期望。

（3）能宽容自己，也能宽容他人。

（4）肯冒险。

（5）诚实。

（6）能表达自己的情感。

（7）能评价自己的创造力、自己的思维、自己的生理状况和心理状况。

4. 如何对自己负责？

（1）对自己的行为和决定负责。

（2）正直诚实，不推卸责任。

（3）管理好自己的情绪，不抱怨。

（4）照顾好自己的身体健康，为自己的幸福负责。

（5）不断提升自我，规划好自己的人生。

八、说“不”是一种能力

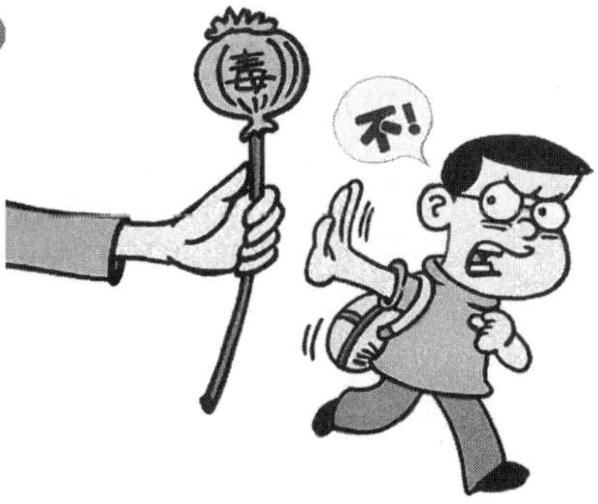

学会拒绝非常重要，它给予我们选择的机会。如果在需要说“不”时不说，我们就没有真正地选择。学会拒绝是成熟和自信的表现，也是很重要的一种生活技能。

1. 说“不”的方式有哪些？

（1）尽可能提前做好说“不”的准备，永远不要认为“车到山前必有路”。

（2）坚定自己的态度，坚决地说“不”。

（3）坚定地直视对方说“不”，不要表现得坐立不安或不自然。

（4）在对方试图改变你的决定时必须坚定地重申你的态度。

（5）陈述理由，不要让对方认为你是在找借口。

（6）去做一些别的事或直接离开。

（7）对事不对人，即拒绝事情而非拒绝人，把感情和事情分开处理。

2. 拒绝的技巧有哪些？

（1）直接说“不”。

（2）转移话题。

（3）妙用借口。

（4）提出新建议。

（5）终止关系。

3. 如何安排好闲暇时间？

对吸毒者来说，放弃毒品并不意味着放弃快乐。事实上，放弃毒品，从生理、心理、生活模式等方面摆脱毒品的控制，会比以前感受到更多的快乐。学习和参加替代活动，以获得快乐，是每个药物滥用者康复过程中重要的一课。

安排好闲暇时间有利于更好地工作、学习和生活，培养健康的情趣，让自己的生活更加充实。培养健康的业余爱好，如绘画、摄影等；科学合理的运动，有益身心健康；丰富社交活动，建立良好的人际关系。

第五部分

权利与义务

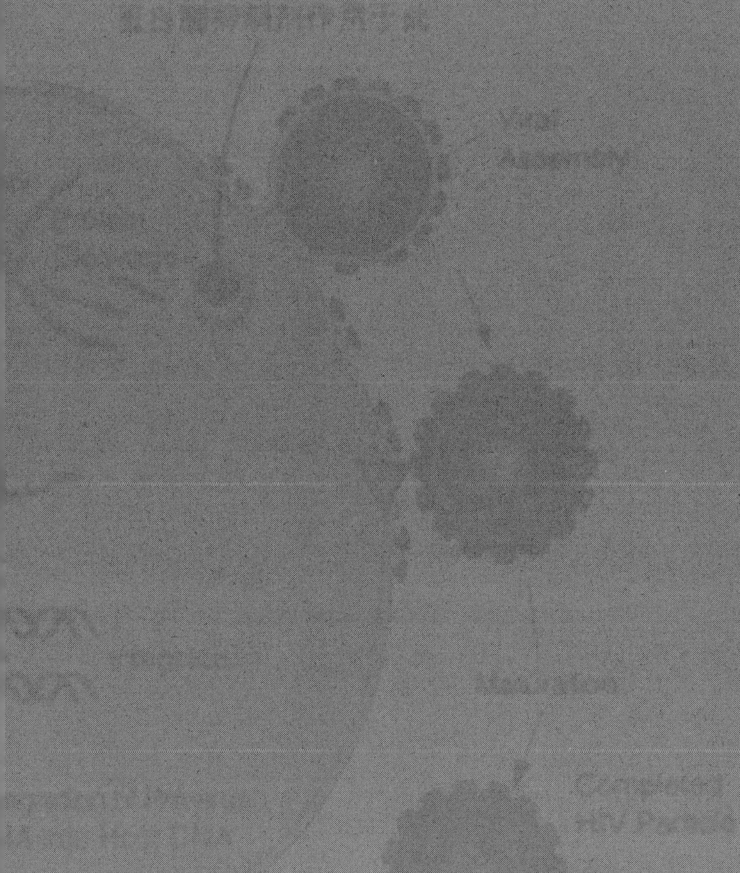

一、艾滋病病毒感染者、艾滋病病人及其家属的权利

1. 艾滋病病毒感染者、艾滋病病人及其家属的权利有哪些?

艾滋病病毒感染者和艾滋病病人及其家属的权利，是指艾滋病病毒感染者、艾滋病病人及其家属在社会生活中享有被公正对待的权利。1995 年 12 月 1 日，世界卫生组织把世界艾滋病日主题定为“共享权益，同担责任”，强调在防治艾滋病的斗争中，要使每一个国家和每一个人都能分享防治艾滋病的物质和信息资源，有权获取防治艾滋病的知识，有权得到物质帮助；同时，也有责任承担相关的义务。我国《艾滋病防治条例》第 3 条规定：“任何单位和个人不得歧视艾滋病病毒感染者、艾滋病病人及其家属。艾滋病病毒感染者、艾滋病病人及其家属享有的婚姻、就业、就医、入学等合法权益受法律保护。”艾滋病病毒感染者、艾滋病病人及其家属应享有的基本权利主要包括：

（1）反歧视与平等的权利。

尊重和保护艾滋病病毒感染者、艾滋病病人及其家属在卫生保健、就业、教育、移民、国际旅游、住房和社会保障等领域的合法权益。

（2）医疗和健康服务权利。

艾滋病病毒感染者、艾滋病病人及其家属有权获得必要的医疗服务，包括抗病毒治疗和相关健康检查。医疗机构不得因患者的艾滋病感染状态而拒绝提供服务。《艾滋病防治条例》第 41 条规定：“医疗机构应当为艾滋病病毒感染者和艾滋病病人提供艾滋病防治咨询、诊断和治疗服务。医疗机构不

得因就诊的病人是艾滋病病毒感染者或者艾滋病病人，推诿或者拒绝对其其他疾病进行治疗。”

（3）隐私和信息保护权利。

艾滋病病毒感染者、艾滋病病人及其家属的个人信息受到法律保护。《艾滋病防治条例》第39条第2款规定：“未经本人或者其监护人同意，任何单位或者个人不得公开艾滋病病毒感染者、艾滋病病人及其家属的姓名、住址、工作单位、肖像、病史资料以及其他可能推断出其具体身份的信息。”

（4）就业的权利。

艾滋病病毒感染者、艾滋病病人及其家属享有与其他公民相同的就业权利。根据《就业促进法》和《艾滋病防治条例》，任何单位和个人不得因感染艾滋病病毒而拒绝录用。

（5）婚姻和家庭的权利。

艾滋病病毒感染者、艾滋病病人有权结婚和组建家庭，法律禁止因艾滋病感染而剥夺其婚姻权利。

（6）受教育的权利。

艾滋病病毒感染者和艾滋病病人及其子女享有平等的受教育权利，任何学校不得因学生的艾滋病感染状态而拒绝其入学。

2. 如何关爱艾滋病儿童?

关爱艾滋病儿童是全球性的重要议题，涉及社会认知、医疗支持、心理辅导以及法律保护等多个方面。面对贫困、疾病、失学、歧视、恐惧等诸多问题的受艾滋病影响的儿童，他们的生存和发展都会受到很大的影响。因此，帮助受艾滋病影响儿童解决实际困难，让他们能够正常生活、能够接受学校教育、接受系统治疗，能够走出歧视和恐惧的阴影，得到发展的机会，对未来充满向往和希望，也是救助艾滋病儿童应遵循的基本原则。

（1）政策关怀。

我国实施“四免一关怀”政策，包括免费提供抗病毒治疗药物、免费咨询和艾滋病病毒抗体初筛检测，以及对艾滋病患者的孤儿免收上学费用和对艾滋病患者提供关怀。

（2）教育保障。

保障受艾滋病影响儿童接受教育的合法权益，确保不让这些儿童因家庭困难上不起学或辍学。

（3）医疗保障。

对受艾滋病影响儿童中的艾滋病病毒感染者提供免费的抗病毒治疗和抗机会性感染治疗。

（4）心理支持。

为受艾滋病影响的儿童提供多维度、多层面的心理咨询与辅导，帮助他们健康成长。

二、艾滋病病毒感染者、艾滋病病人的义务

艾滋病病毒感染者、艾滋病病人必须履行的义务有哪些？

（1）艾滋病病毒感染者和艾滋病病人应当接受疾病预防控制机构或者出入境检验检疫机构的流行病学调查和指导。

（2）将感染或者发病的事实及时告知与其有性关系者。

（3）就医时，将感染或者发病的事实如实告知接诊医生。

（4）采取必要的防护措施，防止感染他人。

（5）不得以任何方式故意传播艾滋病。

艾滋病病毒感染者或者艾滋病病人故意传播艾滋病的，依法承担民事赔偿责任；构成犯罪的，依法追究刑事责任。

【案例】

张某，45岁，初中文化，离异，无业，有静脉吸毒史8年，被强制隔离戒毒两次。近期感觉自己身体异样，全身乏力、体重下降，于是去艾滋病自愿咨询检测门诊咨询。

咨询员在咨询过程中了解了张某近期的生活状况，是否有高危性行为和

吸毒史等，并对他的危险行为及感染艾滋病病毒的危险行为进行了评估。张某自述自己在两周前和他人共用过吸毒针具，考虑到张某目前处于窗口期，咨询人员建议张某6周后来复查，进行检测。咨询员还为张某提供了美沙酮维持治疗的转介服务。

【案例分析】

在对吸毒者开展艾滋病咨询的过程中，要注意以下几个问题：

（1）咨询员不仅要重视吸毒者共用针具的吸毒行为，还要关注其高危性行为。

（2）咨询员要秉持尊重、理解的原则，尽最大努力打消求询者的顾虑，实现预期的咨询目标。

（3）对感染了艾滋病病毒的吸毒者，咨询员要鼓励其将感染状况告诉同伴、家人，要特别注意吸毒者的心理变化，早识别、早干预，必要时提供心理转介服务。

（4）对艾滋病病毒检测结果为阴性的吸毒者，咨询重点要放在保护自己、保护同伴避免感染方面。

【最新报告】

2023年7月13日，联合国艾滋病规划署（UNAIDS）在瑞士日内瓦发布一份题为“终结艾滋病之路”的报告。报告指出，2022年全球有3900万艾滋病感染者；2980万人正接受抗逆转录病毒治疗；130万新艾滋病感染者；63万人死于艾滋病相关疾病。报告还指出艾滋病防控面临的重要挑战，2022年，艾滋病每分钟夺走一条生命；大约920万人未获治疗，其中包括66万名艾滋病感染儿童，妇女和女孩仍然受到更多的影响。

【资源链接】

1. 中国疾病预防控制中心性病艾滋病预防控制中心网址：

https://www.chinaaids.cn/

2. 中国性病艾滋病防治协会网址：

http://www.aids.org.cn/

3. 中国预防性病艾滋病基金会网址：

http://www.cfpsa.org.cn/

4. 世界卫生组织网址：

https://www.who.int/

5. 联合国艾滋病规划署（中国）网址：

http://www.unaids.org.cn/